これからの病院経営を担う人材
医療経営士テキスト

医療情報セキュリティマネジメントシステム(ISMS)

上級

紀ノ定保臣 編著

7

日本医療企画

『医療経営士テキストシリーズ』刊行に当たって

「医療経営士」が今、なぜ必要か？

　マネジメントとは一般に「個人が単独では成し得ない結果を達成するために他人の活動を調整する行動」であると定義される。病院にマネジメントがないということは、「コンサートマスターのいないオーケストラ」、「参謀のいない軍隊」のようなものである。

　わが国の医療機関は、収入の大半を保険診療で得ているため、経営層はどうしても「診療報酬をいかに算定するか」「制度改革の行方はどうなるのか」という面に関心が向いてしまうのは仕方ない。しかし現在、わが国の医療機関に求められているのは「医療の質の向上と効率化の同時達成」だ。この二律相反するテーマを解決するには、医療と経営の質の両面を理解した上で病院全体をマネジメントしていくことが求められる。

　医療経営の分野においては近年、医療マーケティングやバランスト・スコアカード、リエンジニアリング、ペイ・フォー・パフォーマンスといった経営手法が脚光を浴びてきたが、実際の現場に根づいているかといえば、必ずしもそうではない。その大きな原因は、医療経営に携わる職員がマネジメントの基礎となる知識を持ち合わせていないことだ。

　病院マネジメントは、実践科学である。しかし、その理論や手法に関する学問体系の整備は遅れていたため、病院関係者が実践に則した形で学ぶことができる環境がほとんどなかったのも事実である。

　そこで、こうした病院マネジメントを実践的かつ体系的に学べるテキストブックとして期待されるのが、本『医療経営士テキストシリーズ』である。目指すは、病院経営に必要な知識を持ち、病院全体をマネジメントしていける「人財」の養成だ。

　なお、本シリーズの特徴は、初級・中級・上級の3級編になっていること。初級編では、初学者に不可欠な医療制度や行政の仕組みから倫理まで一定の基礎を学ぶことができる。また、中級編では、医療マーケティングや経営戦略、組織改革、財務・会計、物品管理、医療IT、チーム力、リーダーシップなど、「ヒト・モノ・カネ・情報」の側面からマネジメントに必要な知識が整理できる。そして上級編では、各種マネジメントツールの活用から保険外事業まで病院トップや経営参謀を務めるスタッフに必須となる事案を網羅している。段階を踏みながら、必要な知識を体系的に学べるように構成されている点がポイントだ。

テキストの編著は病院経営の第一線で活躍している精鋭の方々である。そのため、内容はすべて実践に資するものになっている。病院マネジメントを体系的にマスターしていくために、初級編から入り、ステップアップしていただきたい。

　病院マネジメントは知見が蓄積されていくにつれ、日々進歩していく科学であるため、テキストブックを利用した独学だけではすべてをフォローできない面もあるだろう。そのためテキストブックは改訂やラインアップを増やすなど、日々進化させていく予定だ。また、執筆者と履修者が集まって、双方向のコミュニケーションを行える検討会や研究会といった「場」を設置していくことも視野に入れている。

　本シリーズが病院事務職はもとより、ミドルマネジャー、トップマネジャーの方々に使っていただき、そこで得た知見を現場で実践していただければ幸いである。そうすることで一人でも多くの病院経営を担う「人財」が育ち、その結果、医療機関の経営の質、日本の医療全体の質が高まることを切に願っている。

『医療経営士テキストシリーズ』総監修
川渕　孝一

はじめに　保健医療分野におけるISMSの理解を目指して

ISMS普及の背景

　近年の保健医療分野における情報化の急速な進展に伴い、電子化された情報管理のあり方や医療情報を基軸とする安全管理及び運用方策等の整備が不可欠になってきた。また、このような整備を体系的に実施するため、2009（平成21）年3月に出された「医療情報システムの安全管理に関するガイドライン（第4版）」（最新版は2010〈平成22〉年2月に出された第4.1版、以下同じ）では、「6.2 医療機関における情報セキュリティマネジメントシステム（ISMS）の実践」にC項（最低限のガイドライン）及びD項（推奨されるガイドライン）が設置された。すなわち、ISMS（ISO/IEC27001/：2005、JIS Q 27001：2006）に基づいた資産の定義とリスクの算定、及びこれらの内容を文書化することの必要性がガイドラインに明記されたのである。これにより、日本の医療機関はISMSをよく理解し、ISMSを実践（PDCAサイクルで維持）する組織に変革することが求められた。

　さらに、電子化された医療情報が医療機関等の施設内だけにとどまって存在するという状況から、今後は地域医療連携の推進という国の施策により、ネットワークを用いた医療情報の交換・共有等が加速する状況になると予想される。このような場合、同ガイドラインの「6.11 外部と個人情報を含む医療情報を交換する場合の安全管理」を遵守するだけでは不充分であり、医療情報の送信元は言うまでもなく、送信先医療機関においてもISMSに基づいて医療情報が安全に管理されていることを必須とする運用環境の構築が不可欠となる。すなわち、医療機関はこれまで以上にISMSに対する理解とその実践を進める立場に置かれていることを認識する必要がある。

本書の使い方

　医療経営士上級テキストシリーズ第7巻『医療情報セキュリティマネジメントシステム（ISMS）』は、このような社会的な状況の変化に対応するために必要不可欠なISMSに関する知識を、効率的・効果的・実践的に学ぶことができる構成と内容となるように工夫した。

　その特長は、ISMSの概念を解説するよりは、ISMSを実践するために必要な方策を順序よく理解できる構成としたことである。また、ISMSの理解を助けるために、重要と思われるキーワードや文章には下線を施した。

各章の概要

　本書の全体構成を俯瞰するため、各章ごとの内容と、理解していただきたい事項を以下にまとめる。

　「第1章：医療情報セキュリティの概説」：保健医療分野のなかで扱われる健康情報について、その安全管理は各機関では構成員の不断の努力でかろうじて維持されている。一方、他機関との交換に関する部分のマネジメントは極めて不安定な状態であり、そのことに対して警鐘を鳴らしている。また、健康情報のICT（Information Communication Technology）化と広域化への対応は国際的な趨勢であり、国際規格としてのISMSの重要性とその動向、機微な個人情報を取り扱う保健医療分野における情報セキュリティマネジメントと個人情報保護法や個人情報の安全管理との関係を整理した。

　これにより、保健医療分野の経営者（国を含む）が国際的な視点を持ってISMSを正しく理解し、戦略的に活用してくれることを期待した。

　「第2章：ISMS規格の概要――ISO/IEC27001とその周辺」：保健医療分野ではISMSの概念が充分には理解されていないため、特に丁寧な解説を加えた。すなわち、まず実践すべきISMSの概略を掲げ（表2-1）、次いでISMSの確立から維持・改善にいたる各ステップの具体的な例を実践的に示した。また、最近規格化された「ISO/IEC27005：リスクマネジメント」、「ISO/IEC27004：測定」、「ISO27799：健康情報システム――ISO/IEC27002を活用した健康分野の情報セキュリティマネジメント」の解説を試みた。これら新しく規格化された部分は、いまだ邦訳や一般的な分野での解説書もなく、安全管理ガイドラインからの引用もされていない状況から、先進的な試みとして敢えて掲載することとした。

　「第3章：保健医療分野でのISMS構築・認証取得の現状」：まず、ISMS認証取得とプライバシーマーク取得に関して、一般分野と保健医療分野の現況の比較を行った。次いで、医療機関と健診機関でISMS認証取得とプライバシーマーク取得のニーズに違いがあることを説明した。これは、「保健医療分野」と総称される機関でも個々にみると認証取得の目的と現状が異なり、今後の戦略の進め方も異なるからである。さらに、ISMS認証を取得することのメリットと地域医療連携・医学研究・産業保健活動のような活動にISMSを活用することの可能性に言及した。また、ISMS認証取得とプライバシーマーク取得の規格としての相違を具体的・実践的に比較・提示し、同時に多くの関連する法令・ガイドライン・規格の紹介と今後のマネジメントシステムが発展する方向性を示した。

　「第4章：保健医療情報の高度利用とISMSの活用」：「保健医療情報の安全で確実な共有と交換」を目指すために、地域医療連携におけるISMSの活用（共有・交換されるのは個人

健康情報)、医学研究分野へのISMSの活用(非個人の健康情報を共有・交換)、産業保健分野へのISMSの活用(個人健康情報と非個人の健康情報の両方を共有・交換)の3つの事例を取り上げた。また、複雑化する電子カルテ情報・医用画像情報・医療費請求情報のような個人健康情報及び研究用(非個人)健康情報を取り扱ううえでの今後の留意点をまとめた。さらに、地域医療・医学研究・産業保健活動のような機関をまたぐ連携活動に、内部監査もしくは第二者監査・第三者監査を適切に組み合わせることの必要性を示した。

「第5章:ISMS構築とISMS認証取得機関の事例」:高度専門医療機関や大学病院、健診機関での事例について、ISMSをはじめとしたマネジメントシステムの構築にかかわった指導者自身の生の声を原稿としてまとめた。性格の異なる機関でのISMSの実践を具体的に理解することができる内容とした。

◆

　本書が、ますます高度化、広域化する医療情報システムの安全な管理と運用を支える医療情報セキュリティマネジメントシステム(ISMS)を理解しようと努力している読者の一助になれば幸いである。

紀ノ定　保臣

目次 contents

『医療経営士テキストシリーズ』刊行に当たって ……………………… ii
はじめに ………………………………………………………………… iv

第1章 医療情報セキュリティの概説 …… 1

1 健康情報の安全で確実な共有と交換のための情報セキュリティ …… 2
2 医療情報セキュリティをマネジメントするために ……………… 4
3 国際規格としてのISMSとその歴史、そして保健医療分野へ …… 8
4 保健医療分野におけるプライバシーと個人情報保護法 ……… 13
5 まとめ ………………………………………………………………… 18

第2章 ISMS規格の概要──ISO/IEC27001とその周辺 …… 19

1 ISMSの実践 ………………………………………………………… 20
2 ISMSの確立 ………………………………………………………… 22
3 導入・運用 ………………………………………………………… 45
4 監視及びレビュー ………………………………………………… 50
5 維持・改善 ………………………………………………………… 58

第3章 保健医療分野でのISMS構築・認証取得の現状 …… 61

1 ISMS制度の現状 …………………………………………………… 62
2 ISMS認証取得の目的とメリット ………………………………… 63
3 ISMSとPMSの認証制度の比較 …………………………………… 66

- **4** 関連する規範 …………………………………………… 70
- **5** ISMSと他のマネジメントシステムの統合 ……………… 73

第4章 保健医療情報の高度利用とISMSの活用 … 75

- **1** 地域医療連携におけるISMSの活用 …………………… 76
- **2** 医学研究分野へのISMSの活用 ………………………… 82
- **3** 産業保健分野へのISMSの活用 ………………………… 91
- **4** セキュアな保健医療情報の共同利用を目指して ……… 94
- **5** 地域医療・医学研究・産業保健活動の
  情報セキュリティの観点から内部監査を目指して ……… 96

第5章 ISMS構築とISMS認証取得機関の事例 … 99

- **1** 事例① 放射線医学総合研究所 重粒子医科学センター病院 … 100
- **2** 事例② 徳島大学病院 …………………………………… 105
- **3** 事例③ 芙蓉協会 聖隷沼津健康診断センター ………… 112
- **4** 事例④ 京都工場保健会 ………………………………… 118

巻末資料 ……………………………………………………… 127

第1章
医療情報セキュリティの概説

1. 健康情報の安全で確実な共有と交換のための情報セキュリティ
2. 医療情報セキュリティをマネジメントするために
3. 国際規格としてのISMSとその歴史、そして保健医療分野へ
4. 保健医療分野におけるプライバシーと個人情報保護法
5. まとめ

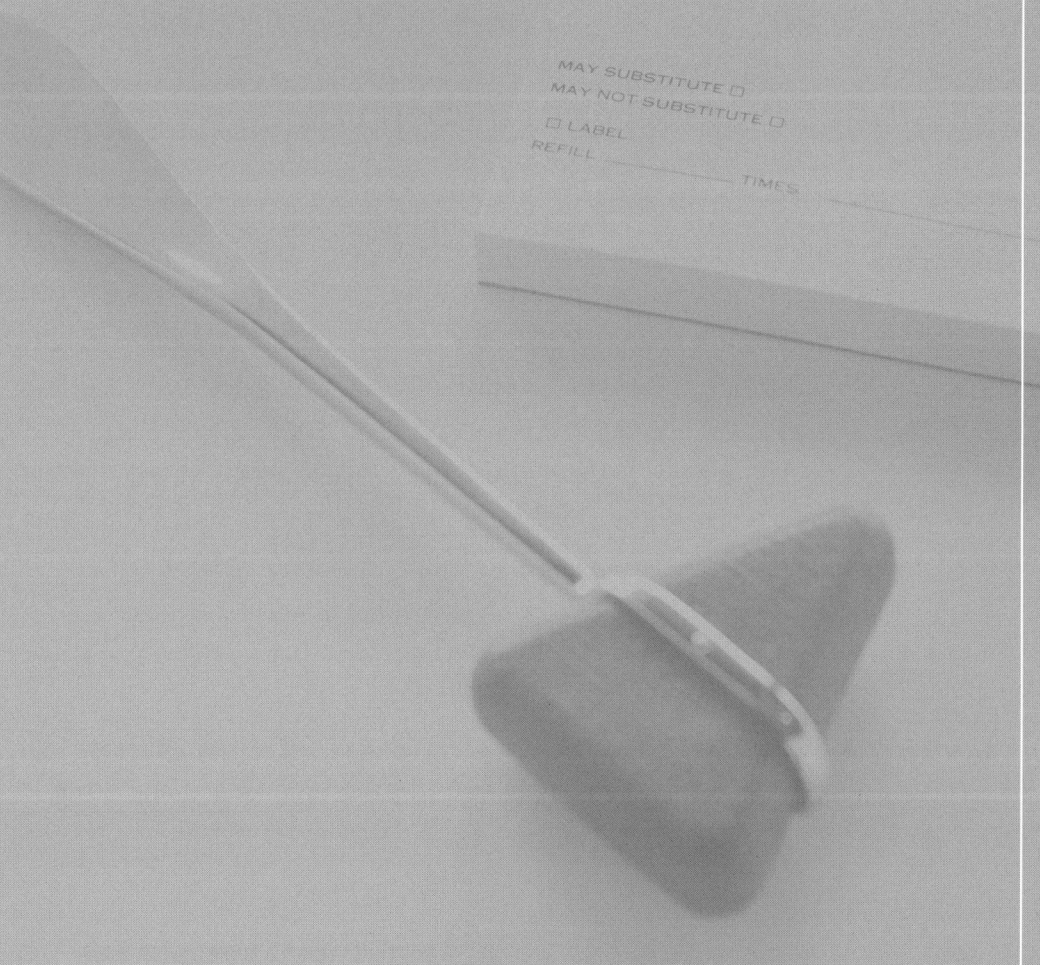

1 健康情報の安全で確実な共有と交換のための情報セキュリティ

　厳しさを増す経営環境のなか、保健医療は大きな転換期を迎えている。個々の患者を適切に治療することについては、これまでに個々の機関が多くの努力を傾注してきたし、当然これからも求められる。そのうえで、保健医療機関がよりよい医療サービスを提供するために、チーム医療を目的とした「部門間システム連携」が必要不可欠になってきた。その結果、マルチベンダー化が進展する。

　少子高齢化社会を迎え、保健医療機関に求められている重要な課題は、さまざまな意味での「機関間の連携医療」である。こうした医療情報システムでは、地域医療連携、職域・地域連携、疫学研究・臨床研究等の医学研究の連携が必須となる。<u>健康情報の安全で確実な共有と交換</u>ができる社会の招来のためには、保健医療機関側からの施策が求められる。

　ISMS（ISO/IEC27001：情報セキュリティマネジメントシステムの要求事項）は、「部門間システム連携」と「機関間の連携医療」に必須のマネジメントシステムである。

　日本の個人情報保護法は2003（平成15）年5月に成立し、2005（平成17）年4月から全面施行された。保健医療分野においては、全面施行に先立って、「医療・介護関係事業者における個人情報の適切な取扱いのためのガイドライン」が2004（平成16）年12月に制定された。これは当時施行されたばかりの米国のHIPAA[*1]（医療保険の相互運用性と説明責任に関する法律）に大きな影響を受けたもので、特に「TPO[*2]に同意不要」という考えを取り入れたことが特徴である。保健医療機関では、受付や診察室、検査室、会計等のいたるところで、さまざまな立場の人が機微な個人情報を取得する。そのたびに、個々の患者等に同意を求めなければならないとなると、円滑な業務運営ができない。

　そこで、「保健医療機関に来院した以上は、医療機関の診断を受けにきたのであるから、個人健康情報を取得する際に、特段の同意を得る必要はない」という考え方になったのである。

　個人情報保護法の全面施行からすでに5年の月日が流れ、保健医療分野においても、ICT（Information Communication Technology：情報通信技術）の利活用による新ビジネス・新サービスが創出される時代となってきた。

＊1　HIPAA：Health Insurance Portability and Accountability Actの略。医療保険の相互運用性と説明責任に関する法律。
＊2　TPO：Treatment（診察）、Payment（支払い）、医療機関業務（health care Operation）。

保健医療機関における電子カルテ化と医用画像のデジタル化及びそれらの電子保存には、内部ネットワークの高度化と情報システムの質・性能の向上が求められ、必然的にマルチベンダー化を招来する。さらに、レセプトのオンライン化や生涯を通じた個人健康情報の活用基盤を確立し、医療機関間での健康情報の交換・活用を推進するためには、なりすまし、改ざん、事後否認等から防御するための公的電子認証が必要になる。ICT時代に安全・安心に暮らせる社会を実現するためには、情報セキュリティの脅威の変化に応じた高度なマネジメントが必要である。機関内の業務全体のデジタル化だけではなく、外部機関とのデジタル接続の普及に伴い、機関及び関連組織全体に「セキュリティの文化[*3]」を醸成し、機関内外とのデジタル化情報の交換を安全で確実に運用することが必須となる。以上を図1-1に表す。

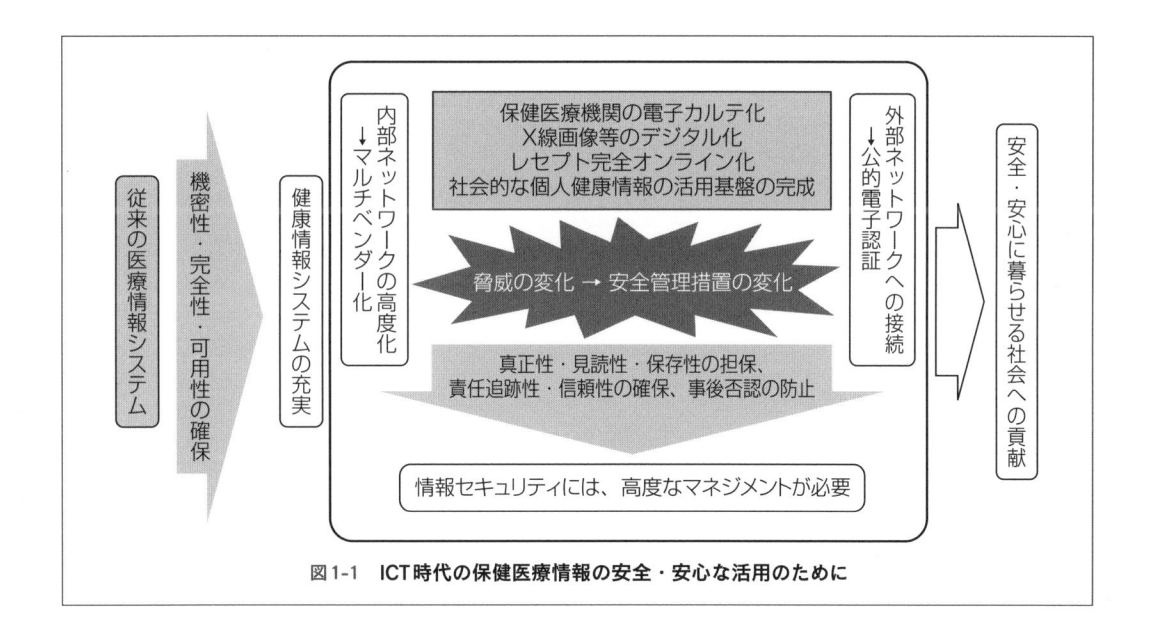

図1-1　ICT時代の保健医療情報の安全・安心な活用のために

[*3] OECD 9原則：2002年改訂に記載（Culture of security）。

2 医療情報セキュリティをマネジメントするために

1 プロセスアプローチによるISMSの確立

　ISMS（ISO/IEC27001：情報セキュリティマネジメントシステムの要求事項）は、QMS（ISO9001：品質マネジメントシステム）やEMS（ISO14001：環境マネジメントシステム）と同じく、国際標準のマネジメントシステムである。情報セキュリティを確保するための仕組みである情報セキュリティマネジメントシステムを、組織が構築・運用するよう要求している。

　そのために、管理枠組みを確立（Plan）し、その定め通りに導入・運用（Do）し、運用状況を監視・見直し（Check）し、さらなる高みへとその仕組みを維持・改善（Act）することが定められている。図1-2にISMSプロセスの全容を示す。

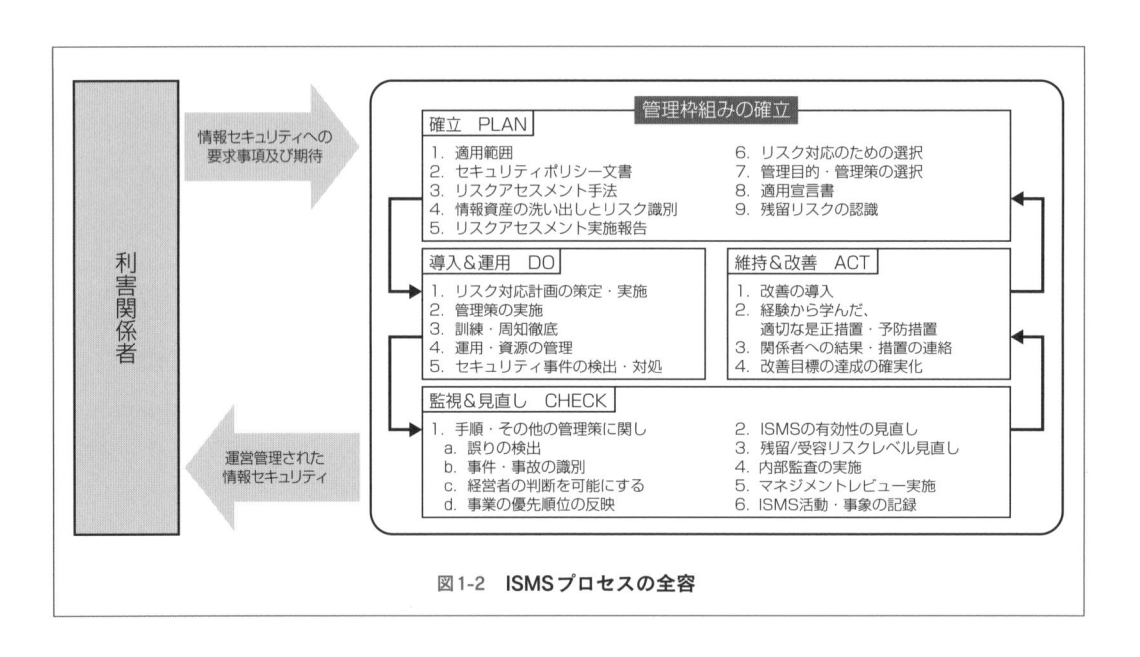

図1-2　ISMSプロセスの全容

管理枠組みの確立

確立　PLAN
1. 適用範囲
2. セキュリティポリシー文書
3. リスクアセスメント手法
4. 情報資産の洗い出しとリスク識別
5. リスクアセスメント実施報告
6. リスク対応のための選択
7. 管理目的・管理策の選択
8. 適用宣言書
9. 残留リスクの認識

導入＆運用　DO
1. リスク対応計画の策定・実施
2. 管理策の実施
3. 訓練・周知徹底
4. 運用・資源の管理
5. セキュリティ事件の検出・対処

維持＆改善　ACT
1. 改善の導入
2. 経験から学んだ、適切な是正措置・予防措置
3. 関係者への結果・措置の連絡
4. 改善目標の達成の確実化

監視＆見直し　CHECK
1. 手順・その他の管理策に関し
　a. 誤りの検出
　b. 事件・事故の識別
　c. 経営者の判断を可能にする
　d. 事業の優先順位の反映
2. ISMSの有効性の見直し
3. 残留／受容リスクレベル見直し
4. 内部監査の実施
5. マネジメントレビュー実施
6. ISMS活動・事象の記録

利害関係者　← 情報セキュリティへの要求事項及び期待／運営管理された情報セキュリティ

　また、ISO/IEC27001は、PDCA推進のために、プロセスアプローチ[*4]を採用するよう要求している。プロセスアプローチの採用により、ISMSの導入組織には次のようなことが期待される。

①組織の情報セキュリティ要求事項から情報セキュリティ基本方針及び目標を確立する必要性を理解すること。
②組織における全般的な事業上のリスクを考慮に入れて、情報セキュリティのリスクマネジメントを実施するために管理策を導入・運用すること。
③ISMSの実施状況及び有効性を監視して見直すこと。
④客観的な測定結果に基づいて継続的に改善すること。

（ISO/IEC27001より）

　これによって、情報漏洩リスクの軽減、事故対応の敏速化、顧客からの信頼度向上、リスクへの効率的対応等、組織経営に大きなメリットが生まれる。
　プロセスアプローチを確実に遂行することにより、利害関係者からの要求事項・期待に対して、運営管理されたISMSを実現することが可能になる。図1-3にリスクマネジメントのプロセスアプローチ例を掲載する。

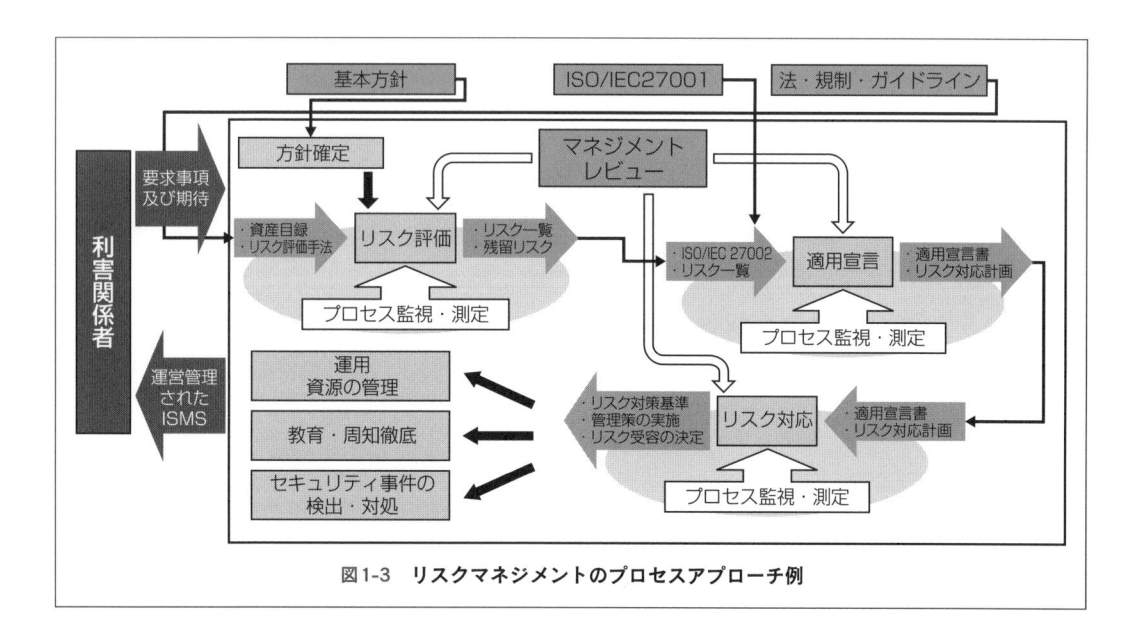

図1-3　リスクマネジメントのプロセスアプローチ例

＊4　プロセスアプローチ：組織のISMSの確立、導入、運用、監視、レビュー、維持及び改善のために、この規格はプロセスアプローチを採用する。組織が有効に機能するためには、多くの活動を明確にし、それらを運営管理する必要がある。インプットをアウトプットに変換することを可能にするために、経営資源を使用して運営管理する活動はすべてプロセスとみなすことができる。多くの場合、1つのプロセスからのアウトプットは、次に続くプロセスへの直接のインプットとなる。そのようなプロセスを明確に相互作用させることと合わせて、システムとして組織内に適用し、運営管理することを"プロセスアプローチ"と呼ぶ（ISO/IEC27001より）。

各プロセスには、インプットとアウトプット、担当責任者、必要な経営資源、そのプロセスを規定するISMS文書やその有効性を監視・測定する基準が必要とされている。図1－4にリスク対応プロセス例を図示する。

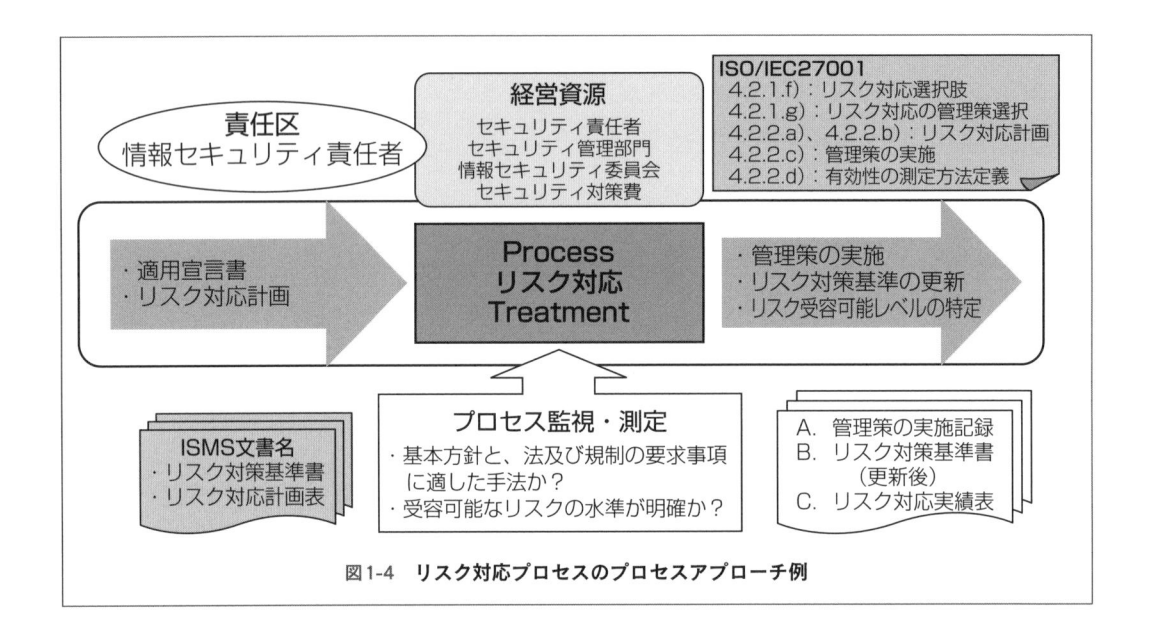

図1-4 リスク対応プロセスのプロセスアプローチ例

2 情報セキュリティ要素

ISO/IEC27001には、機密性・完全性・可用性が定義されており、この3つを情報セキュリティの3要素と呼ぶ。それ以外にISO/IEC13335-1（情報通信技術セキュリティマネジメントの概念及びモデル）には、否認防止・責任追跡性・真正性・信頼性があげられている。表1－1に情報セキュリティの要素を示す。

これらのうち、「f.真正性」の定義については、厚生労働省の「医療情報システムの安全管理に関するガイドライン」（以下「安全管理ガイドライン」）で電子保存の3原則として規定されている、「真正性・見読性・保存性」の「真正性」とは意味合いが若干異なるようである。

表1-1　情報セキュリティ要素の定義

a. 機密性（confidentiality）
　認可されていない個人、エンティティまたはプロセスに対して、情報を使用不可または非公開にする特性。
b. 完全性（integrity）
　資産の正確さ及び完全さを保護する特性。
c. 可用性（availability）
　認可されたエンティティが要求したときに、アクセス及び使用が可能である特性。
d. 否認防止（non-repudiation）
　ある活動または事象が起きたことを、後になって否認されないように証明する能力。
e. 責任追跡性（accountability）
　あるエンティティの動作が、その動作から動作主のエンティティまで一意に追跡できることを確実にする特性。
f. 真正性（authenticity）
　ある主体または資源が、主張通りであることを確実にする特性。真正性は、利用者、プロセス、システム、情報等のエンティティに対して適用する。
g. 信頼性（reliability）
　意図した動作及び結果に一致する特性。

出典：ISO/IEC13335-1

3 国際規格としてのISMSとその歴史、そして保健医療分野へ

1 オレンジブックからBS7799へ

「情報セキュリティ」の考えが確立し、マネジメントシステムとしてのISMSが現在の姿になるまでの歴史を少しひもといていこう。

情報セキュリティという言葉が生まれたのは1980年代からである。情報システムの進展に伴い、主に軍事的な分野から、自国独自のセキュリティ評価・認証の制度が確立してきた。米国のTCSEC（Trusted Computer System Evaluation Criteria：コンピュータセキュリティ評価基準）、通称「オレンジブック」と称するものが最初で、欧州やロシア等で、軍需や政府調達を主体に、それぞれの制度が発展してきた。後述する個人情報保護の考え方が1890年頃からはじまったのと比べると、比較的最近の動きということになる。図1-5にそれ以降の歴史を示す。

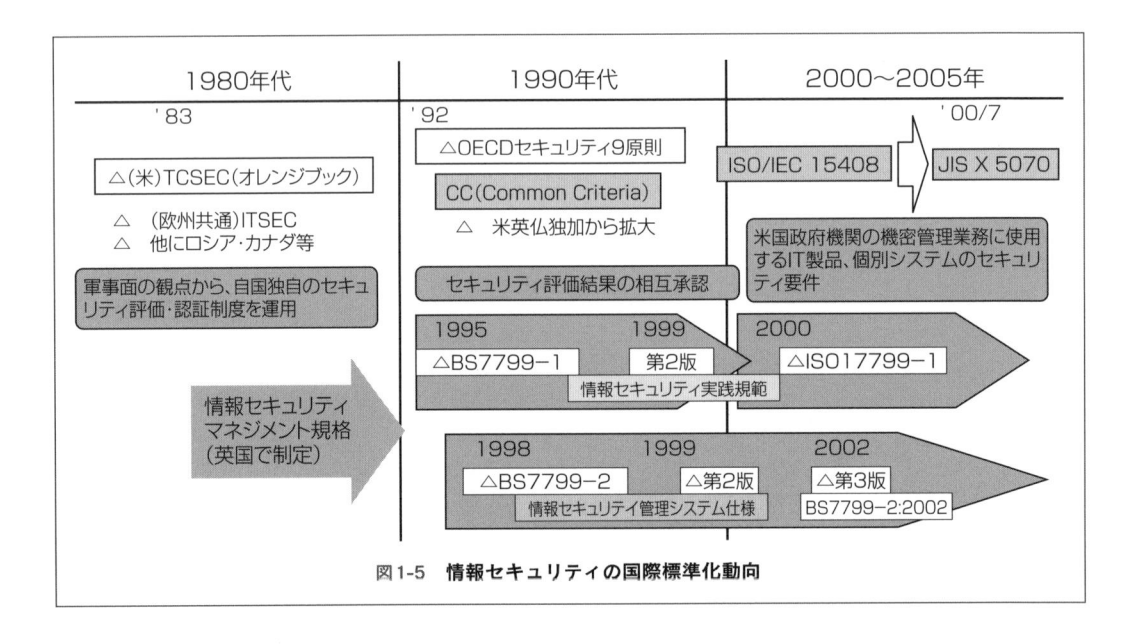

図1-5 情報セキュリティの国際標準化動向

この後、英国を中心に、国際的な市場からの調達等を目的として、情報セキュリティ共通化の機運が醸成され、Common Criteria（略称CC：共通規範）として、情報セキュリティ

の評価結果の相互承認が行われた。これによって、防衛機関や情報機関向けに情報ネットワーク製品を販売する会社は、製品セキュリティ標準の適合性評価について、1つの標準だけ評価を受ければすむようになった。この統一と国際規格化への道程は実に9年の歳月を要し、当初は米英仏独加から広まり、国際標準のISO/IEC15408が1999（平成11）年に制定され、その翌年、日本語訳JIS X 5070を制定し、JISEC（Japan Information Technology Security Evaluation and Certification Scheme）制度として確立された。

この制度は当初、NITE（製品技術評価機構）で運用され、後にIPA（情報処理推進機構）に引き継がれて現在にいたっている。

一方、英国で策定された情報セキュリティマネジメント規格は、当初はBS7799としてISO9001等のマネジメント規格との整合性を図りつつ、ISO化の道をたどることとなった。

2　情報セキュリティに関するOECDの動きと9原則

情報セキュリティについては、OECD（経済協力開発機構）で1992（平成4）年に勧告が制定され、機密性・完全性・可用性の3要素が定まった。1999（平成11）年に改訂された後、2001（平成13）年9月11日の世界貿易センター爆破事件発生を受け、2002（平成14）年にさらに改訂が加えられて、現在の情報セキュリティの9原則としてまとめられた。

これまで情報セキュリティは情報の保護一辺倒であったが、この事件が発生したことで、民主主義を侵す恐れのある場合、制約を受ける可能性も出てきた。経済産業省では情報セキュリティの重要性を鑑み、この勧告の日本語訳を公開した。表1-2にOECD 9原則の全文を掲載する。

表1-2　OECDの情報セキュリティに関する9原則（経済産業省訳）

1　認識の原則
　参加者は、情報システム及びネットワークのセキュリティの必要性並びにセキュリティを強化するために自分達にできることについて認識すべきである。
2　責任の原則
　すべての参加者は、情報システム及びネットワークのセキュリティに責任を負う。
3　対応の原則
　参加者は、セキュリティの事件に対する予防、検出及び対応のために、時宜を得たかつ協力的な方法で行動すべきである。
4　倫理の原則
　参加者は、他者の正当な利益を尊重するべきである。
5　民主主義の原則
　情報システム及びネットワークのセキュリティは、民主主義社会の本質的な価値に適合すべきである。
6　リスクアセスメントの原則
　参加者は、リスクアセスメントを行うべきである。
7　セキュリティの設計及び実装の原則
　設計及び参加者は、情報システム及びネットワークの本質的な要素としてセキュリティを組み込むべきである。
8　セキュリティマネジメントの原則
　マネジメントの原則参加者は、セキュリティマネジメントへの包括的アプローチを採用するべきである。
9　再評価の原則
　参加者は、情報システム及びネットワークのセキュリティのレビュー及び再評価を行い、セキュリティの方針、実践、手段及び手続に適切な修正をすべきである。

資料：OECDホームページ（http://www.oecd.org/dataoecd/24/57/2496199.pdf）

3　BS7799からISO化へ

　英国に端を発した「BS7799セキュリティマネジメント規格」は、2005（平成17）年10月にISO/IEC27001（情報セキュリティマネジメントシステム要求事項）としてISO化した。「情報セキュリティマネジメントの実践規範（Best Practice）」たる管理目的と管理策として、すでに2000（平成12）年にISO化していたISO/IEC17799も、2005（平成17）年6月に最新の技術水準を包含して改訂を加えた。
　ISO/IEC17799：2005（現在はISO/IEC27002：2005に規格番号を変更）は、基本的対策・人的対策・物理的対策・技術的対策として、11分野39項目の管理目的に関する133項目の管理策を参照することができる。我が国では、ISOからの翻訳時にJIS Q 27002：2006とした。図1-6にISO/IEC27002における管理目的の項目と管理策の体系を掲げる。
　日本のISMS認証制度は財団法人日本情報処理開発協会（JIPDEC）によって、2000（平成12）年頃からBS7799をベースに運用されていたが、ISOの制定によりただちにJIS化を行い、認証基準をJIS Q 27001：2006に移行した。

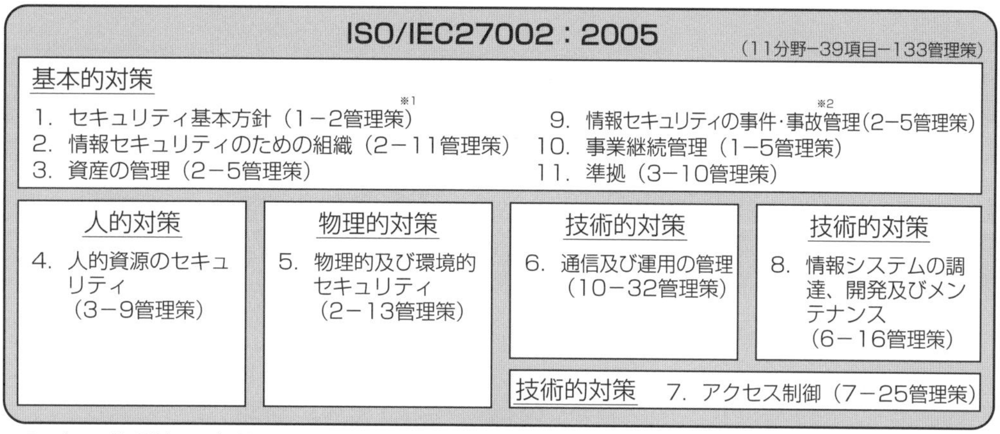

国際規格としてのISMSとその歴史、そして保健医療分野へ ③

```
ISO/IEC27002：2005
                                    （11分野−39項目−133管理策）
基本的対策
 1. セキュリティ基本方針（1−2管理策）※1      9. 情報セキュリティの事件・事故管理（2−5管理策）※2
 2. 情報セキュリティのための組織（2−11管理策）  10. 事業継続管理（1−5管理策）
 3. 資産の管理（2−5管理策）              11. 準拠（3−10管理策）

  人的対策           物理的対策          技術的対策           技術的対策
 4. 人的資源のセキュ  5. 物理的及び環境的  6. 通信及び運用の管理  8. 情報システムの調
    リティ              セキュリティ        （10−32管理策）      達、開発及びメン
    （3−9管理策）        （2−13管理策）                         テナンス
                                                              （6−16管理策）

                                    技術的対策　7. アクセス制御（7−25管理策）
```

※1：(a−b管理策）は（a.管理目的の項目数　及び　b.管理策数）
※2：情報セキュリティ事件・事故（インシデント）はISO/IEC TR 18044:2004参照

図1-6　ISO/IEC27002：管理目的と管理策

4　保健医療分野でのISMS

　保健医療分野における、ISMSにかかわる規格・ガイドライン等とその制定経緯を図1-7に掲げる。個人情報保護法から厚生労働省の「医療情報システムの安全管理に関するガイドライン」（略称：安全管理ガイドライン）にいたる、日本の保健医療分野の安全管理にかかわる系列1（図1-7左側）と、ISO/IEC27001から始まる27000シリーズとしてのISO/IEC27005等が参照規格としてISO化され、さらに保健医療情報分野の国際規格のISO27799（ISO/IEC27002を活用した健康分野の情報セキュリティマネジメント）が追加された系列2（図1-7右側）に分類することができる。

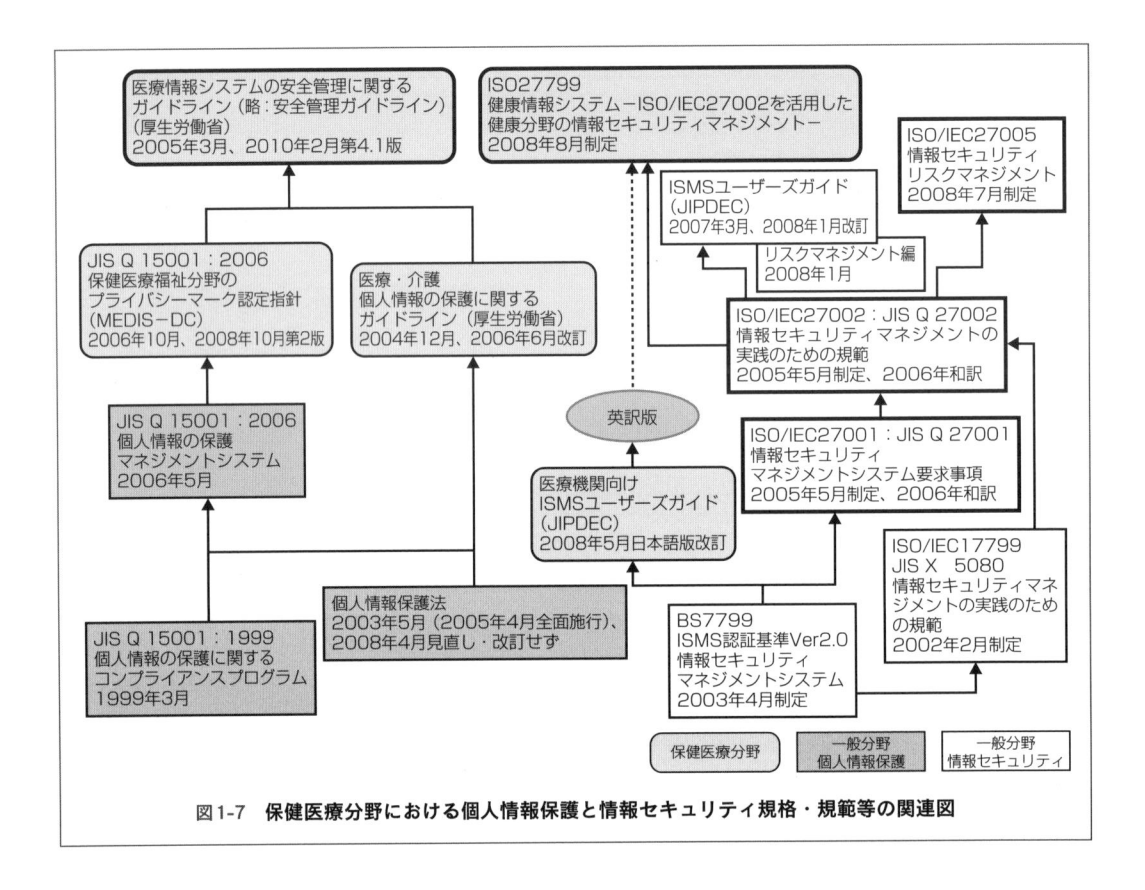

第1章 医療情報セキュリティの概説

図1-7 保健医療分野における個人情報保護と情報セキュリティ規格・規範等の関連図

　安全管理ガイドラインは、主に日本の個人情報保護法の絡みから、医療・介護のガイドラインの情報システム安全管理に関する取り扱いを補完する目的で2005（平成17）年に制定され、それ以降、医療情報ネットワークの高度利用の観点も含めて、毎年改訂されている。

　一方、情報セキュリティの国際的な流れから、BS7799を基本に情報セキュリティマネジメントシステム（ISMS：ISO/IEC27001・ISO/IEC27002）が2005（平成17）年に制定され、その日本語訳として「JIS Q 27001」「JIS Q 27002」になり、日本のISMS認証制度の認証基準とされている。JIPDECからはISMSの普及を目指していくつかのユーザーズガイドが発行された。

　さらに、ISO/IEC27001・ISO/IEC27002を補完するために、情報セキュリティマネジメントに関連する27000シリーズとして、「情報セキュリティリスクマネジメント（ISO/IEC27005）」等が制定された。これとは別に、分野別の規格の制定も進められており、「健康情報システム――ISO/IEC27002を活用した健康分野の情報セキュリティマネジメント（ISO27799）」が2008（平成20）年に制定されている。

4 保健医療分野におけるプライバシーと個人情報保護法

1 我が国の個人情報保護法にいたる歴史

　保健医療分野において、情報資産のなかで個人情報のセキュリティはきわめて重要である。個人情報保護に関する歴史は、1890年米国で起きたマノーラという女優のプライバシー侵害事件を契機に、ウォーレンとブランダイズが発表した「プライバシーの権利」によりはじまるといわれている。この論文により、プライバシーの権利として、「平穏に社会生活を送る権利」、「そっとしておいてもらう権利」（the right to be let alone）を確立することとなった。

　さらに各国の行政等で、個人の情報がコンピュータに搭載されて利活用が進むようになると、大量の個人情報が当該本人の意思・意向を無視して流通する恐れが出てきた。欧米各国や日本においても、各国で法律やガイドライン等による規制がはじまったが、1980（昭和55）年にOECDで「個人情報保護に関する8原則」が制定され、個人が自分の情報のコントロールを「自己決定するための権利」、「自分のことは自分で決定する権利」（the right to self-definition）が重要となった。この8原則は、個人情報の本人がそのコントロールを自己決定するためのハウツウであるといえる。OECDの8原則を表1-3に示す。

表1-3　個人情報保護に関するOECDの8原則（1980年）

1．収集制限	本人へ通知または公表と同意獲得	5．安全保護	紛失・破壊・修正・漏洩等からの保護
2．データ内容	正確、完全、最新に	6．公開	開発、実施、政策の公開
3．目的明確化	収集前に収集目的を明確化	7．個人参加	本人への開示、必要なら消去・修正・完全化
4．利用制限	明確化された目的に限定	8．責任	個人情報保護の責任は事業者にある

　しかし我が国では、長らくその法制化が見送られてきた。そうした流れのなか、1995（平成7）年にEUで個人情報保護に関する法律（EU-directive）が制定され、個人情報保護に関する規制を実施していない国へ個人情報を持ち出すことが禁止されることとなり、欧州

においては特に金融や保険における企業活動が制約される恐れが出てきた。これを受けて、我が国では経済産業省を中心に日本の個人情報保護法の制定を急ぐ一方、1999（平成11）年にJIPDECがプライバシーマーク制度を発足させることになった。

2　個人情報保護法の制定と見直し

　我が国の個人情報保護法はOECDの8原則に依拠して、2003（平成15）年に制定、2005（平成17）年4月に全面施行された。その直前の2004（平成16）年12月には、多くの省庁が各分野のガイドラインを制定し、厚生労働省においても「医療・介護関係事業者における個人情報の適切な取扱いのためのガイドライン」を制定した。その他にも、雇用管理分野・福祉分野・健康保険組合分野・医学研究分野等、多くのガイドラインが次々と制定された。

3　医療情報システムの安全管理に関するガイドラインの制定と改訂

　厚生労働省は、「医療情報システムの安全管理に関するガイドライン」（略称：安全管理ガイドライン）を、当初は「医療・介護関係事業者における個人情報の適切な取扱いのためのガイドライン」を補完するものとして2005（平成17）年3月に制定した。安全管理ガイドラインには、日本の保健医療情報の高度化に対応するために、多くの重要な内容が含まれている。

　「医療・介護関係事業者における個人情報の適切な取扱いのためのガイドライン」をはじめとして、安全管理ガイドライン、医学研究に関する倫理指針（疫学研究・臨床研究）等のガイドラインでは、保健医療機関内での監査が求められているが、具体的な監査手法・体制構築への言及はなく、実際には内部監査はほとんど実施されていない状況である。

　この監査の手法としてもISMSは重要である。保健医療分野においてISMSを導入することにより、患者・受診者等の機微な個人情報ばかりではなく、研究統計情報・経営情報等の重要な非個人情報もマネジメントすることが可能になる。そのためには、個人情報の保護だけでなく、電子カルテ等の証拠性にも留意する必要があり、事務職・医療職を問わず、機関内の全部門を巻き込んだ体制構築が必須である。

4　日本の保健医療分野における情報セキュリティの歴史

　日本の保健医療分野での情報セキュリティは、厚生省（現厚生労働省）による1994（平成6）年3月29日の医用画像の電子保存通達「医用画像の電子媒体による保存について（通

知)」に端を発する。これは、医用画像のデジタル化の時代を見据え、「真正性」「見読性」「保存性」の技術的要件を満たせば、それまで原本としていたフィルムを保存する必要はないという通知である。IS&C(Image Save & Carry：医用画像を格納し運搬することを意味する)という、特定の規格化された光磁気ディスクに保存することにより、技術的にそれが担保されることも明らかとなった。IS&C規格は、財団法人医療情報システム開発センター(MEDIS-DC)が東京工業大学の大山永昭氏(現東京工業大学統合研究院教授)や慶応大学医学部の安藤裕氏(現放射線医学総合研究所重粒子医科学センター病院院長)を中心に検討を重ねた規格であった。特に電子保存時の改ざんを防止することが重要な目的であったが、これは現在の情報セキュリティの3原則では「完全性」に分類されている。

　また1996(平成8)年に、厚生省(現厚生労働省)は日本保健医療福祉情報システム工業会(JAHIS)にカルテの電子保存についての研究を委託した。JAHISは工業会の委員から医療情報専門家を選定する一方、主だった会員企業から国際的な活動をしている情報セキュリティの専門家を推薦・参加させて、総勢20名を超す特別委員会を組織し、全業界分野における日本で最初の業界団体による情報セキュリティについての国際動向を踏まえた実用的な検討がはじまった。

　その当時、英国を中心にCommon Criteria(正式名称Common Criteria for Information Technology Security Evaluation、略称CC：情報技術セキュリティ評価のための共通規範：現在のISO/IEC15489)が制定されつつあったことは先に述べたが、情報セキュリティの専門家チームは、「電子カルテシステムのセキュリティガイドライン概念設計」という掲題から、電子カルテシステムという「セキュリティ製品の要求仕様」が求められているとして、CCに基づいて検討することになった。その翌年、厚生省(現厚生労働省)とJAHISの医療情報専門家チームは、「電子カルテシステムの顧客側に求められているセキュリティのポリシー及び運用基準」に引き続き、「電子カルテシステムのセキュリティ運用ガイドライン」を作成したが、こちらは現在のISMSこそ依拠すべき規格であった。当時は、現在のISMS(ISO/IEC27001)の原型であるBS7799-2はまだ開発途上であったため、JAHISでの検討は結果として「CCをベースにISMSらしきものを開発する」という困難な作業になった。特別委員会は最終的に、電子カルテシステムのセキュリティは「技術的要件のみで担保するには大きなコストがかかるため、運用要件を織り交ぜて行う工夫が必要である」という結論に達した。「技術的要件」は現在の「物理的対策」と「技術的対策」、「運用的要件」は現在の「組織的対策」と「人的対策」に該当する。

　JAHISの答申を受けて、厚生省(現厚生労働省)は1999(平成11)年に、「診療録等の電子媒体による保存について(通知)」を制定した。

　JAHISはこの答申に引き続き、「電子カルテシステムの可用性」の検討に入り、大学病院等の研究者・大病院の医療情報管理者・診療所を経営する医師等の有識者たち計20名程度に、電子カルテシステムの可用性についての意見を求めた。その結果、外来約15分、

入院約1日の停止時間の場合は手作業に移行せざるを得ない、ということが平均的な医師の要求事項であると判明した。さらに、ハードウェア障害対策、ソフトウェア障害対策、自然災害の対策、人的及び設備等の対策について検討した。

　たまたま可用性検討の過程で阪神淡路大震災が発生し、震災地区の病院に駆け付けた各地の医療従事者に、JAHISは電子情報のミニマムリクアイアメント（平たくいえば「危急の際にも最低限ほしい個人健康情報」）に関する意見を求め、その当時検討中だった健康情報を格納するICカード内に少量の情報を保存すべきであるかどうかを検討した。例えば、千葉大学病院の高林克日己氏（現企画情報部部長・教授）からは、「糖尿病のインシュリンの注射や慢性疾患の医薬品の情報があればほしいが、最終的に医師は情報がなくてもその範囲で最善の診療を行うものだ」という具体的助言も得られた。さらに、「バックアップとしての紙カルテ」、「遠隔地へのデータバックアップ」、「可搬型媒体へのバックアップ記録」等も検討された。

5　安全管理ガイドラインの制定経緯

　2003（平成15）年6月より厚生労働省医政局が設置した「医療情報ネットワーク基盤検討会」（座長：大山永昭東京工業大学教授）は、医療情報の電子化について、その技術的側面及び運用管理上の課題解決や推進のための制度基盤について検討を行った。2005（平成17）年に「医療情報システムの安全管理に関するガイドライン（第1版）」（略称：安全管理ガイドライン）が制定されたが、これは、個人情報保護法の安全管理関連も包含したその成果物である。この安全管理ガイドラインは、個人情報保護に資する情報システムの運用管理に関わる指針であるとともに、版を改めるにつれて、カルテ・X線フィルム等「保存義務のある文書の電子的な作成」にかかわる通知である「法令に保存義務が規定されている診療録及び診療諸記録の電子媒体による保存に関するガイドライン」への対応、保存義務のある文書を保健医療機関の外部へ保存するガイドライン等への対応のための「診療録等の外部保存に関するガイドライン」への対応、紙ベースで作成した書面をデジタル化して保存することを容認した「e-文書法」に適切な対応を行うための指針への対応、保健医療機関間をネットワークで結ぶ社会へ対応するための「電子署名法」等への対応等へ、範囲を拡大してきている。図1-8に、安全管理ガイドラインの策定経緯を示す。

保健医療分野におけるプライバシーと個人情報保護法 ❹

```
                    ┌─────────────────┐
                    │1994年 医用画像の電子媒│
                    │体による保存について（通知）│
                    └─────────┬───────┘
                              ↓
┌──────────────┐      ┌──────────────┐                        ┌──────────────┐
│2003年 個人情報保護法│     │1999年 文書の電子化│                    │2001年 電子署名法│
└──────┬───────┘      └──────┬───────┘                        └──────┬───────┘
       │              ┌─────────────────┐   ┌──────────────┐         │
       │              │1999年 診療録等の電子媒│   │2004年 e-文書法│         │
       │              │体による保存について（通知）│  └──────┬───────┘         │
       │              └─────────────────┘          │                 │
┌──────────────┐                          ┌──────────────┐   ┌──────────────┐
│個人情報保護法、    │                          │民間事業者等が行う書面の│   │電子署名及び認証業務│
│独立行政法人等個人情報保護法、│                      │保存等における情報通信の│   │に関する法律       │
│行政機関個人情報保護法│                          │技術の利用に関する法律 │   └──────────────┘
└──────────────┘                          └──────────────┘
                      ┌──────────────────┐
                      │1999年 法令に保存義務が規│
                      │定されている診療録及び診療諸記│
                      │録の電子媒体による保存に関する│
                      │ガイドライン          │
                      └──────────────────┘
┌──────────────┐   ┌──────────────┐   ┌──────────────┐
│2004年 医療・介 │   │2002年 診療録等│   │2005年 厚生労働省の所管する│
│護関係事業者におけ│   │の外部保存に関する│   │法令の規定に基づく民間事業者等│
│る個人情報の適切な│   │ガイドライン   │   │が行う書面の保存等における情報│
│取扱のためのガイド│   └──────────────┘   │通信の技術の利用に関する省令│
│ライン        │                        └──────────────┘
└──────┬───────┘                                         ┌──────────────┐
       │                                                │2009年 保健医療福祉分│
┌──────────────┐                                          │野PKI認証局認証用証明書│
│2006年 改正    │                                          │ポリシ              │
└──────┬───────┘                                          └──────┬───────┘
       │                                                        │
       ↓         ↓            ↓                                  │
┌─────────────────────────────────────────────────────────────────┐
│           医療情報システムの安全管理に関するガイドライン                  │
│ ┌────────┬────────┬────────┬────────┬────────┐              │
│ │2005年：第1版│2007年：第2版│2008年：第3版│2009年：第4版│2010年：第4.1版│              │
│ └────────┴────────┴────────┴────────┴────────┘              │
└─────────────────────────────────────────────────────────────────┘
```

図1-8　医療情報システムの安全管理に関するガイドラインの策定経緯

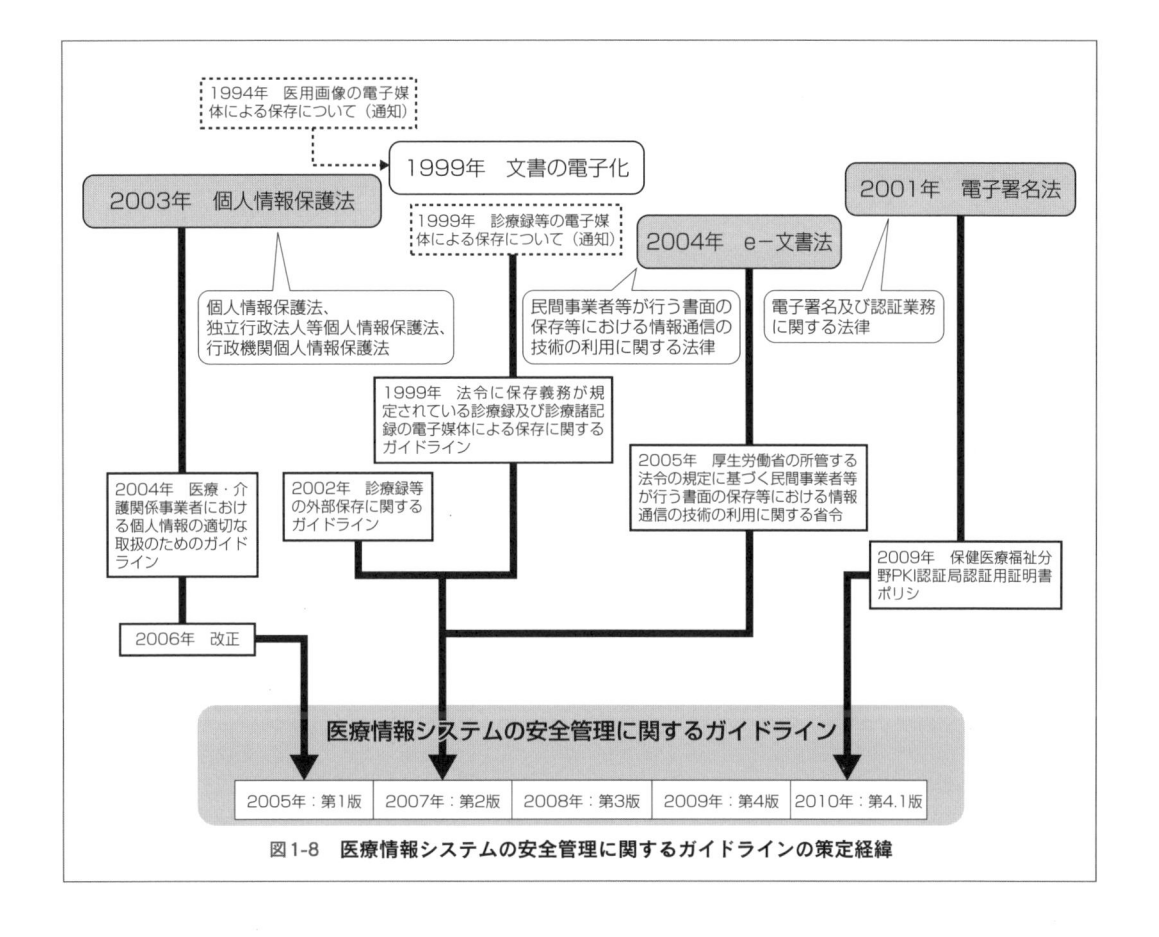

5 まとめ

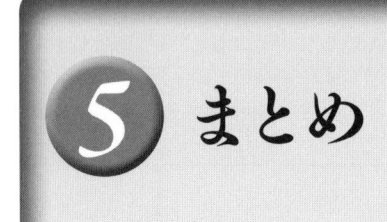

　保健医療機関は健康情報のデジタル化に伴い、機関内部門間のシステム連携によるマルチベンダー化、レセプトオンラインや地域連携医療による外部関係機関とのネットワーク化などを進める必要に迫られている。

　この健康情報の共有・交換をマネジメントし、安全・確実な運用のために有効なツールがISMSである。

　ISMSを戦略的に活用するためには、経営者（もしくは経営陣）自らが能動的に活動する必要がある。そのためには、リスク分析により現場の医療職・事務職担当者が自らの組織のリスクを認識し、マネジメント（経営者・経営陣）がその意識を共有しなければならない。

　さらにISMSには、洗い出したリスクの管理策選定のため、ISO/IEC27001の付属書AないしISO/IEC27002が用意されている。それに加えて、保健医療分野へのISMSの適用に際してISO27799の追加を推奨している。一方、安全管理ガイドラインでは「ISMSの実践」を求めているが、安全管理ガイドラインの「最低限の対策」とISMS（ISO/IEC27001の付属書A）の管理目的・管理策の間には、内容的・体系的に相違がある。そのため、「ISMSを適用しつつ安全管理ガイドラインに適合する」際には注意が必要である。これについては第2章で詳述する。

　ISMSはリスク対応の優先順位付けのために、リスク分析結果に優先度を示す「数値化」を要求している。その一方で、リスク対応を行う際に、安全管理ガイドラインへの適合性を同時に勘案できる工夫が必要である。

　情報セキュリティに関する概念は、技術的な面からCommon Criteriaが制定され、その一方でOECD勧告（1992＜平成4＞年）が制定され、機密性・完全性・可用性の3要素が定まった。2002（平成14）年にOECD9原則がまとめられ、現在のISMSはこの原則にしたがっている。

　機微な個人健康情報を大量に扱う保健医療分野において、個人情報保護法と情報セキュリティの議論は共通して語られることが多い。特に安全管理ガイドラインはISMSの観点からも重要である一方、ISMSを確立するに際してその体系と異なる部分があるため、第2章では「ISMSを確立しつつ安全管理ガイドラインに適合する」手法について説明する。

第2章
ISMS規格の概要──ISO/IEC27001とその周辺

1 ISMSの実践
2 ISMSの確立
3 導入・運用
4 監視及びレビュー
5 維持・改善

1 ISMSの実践

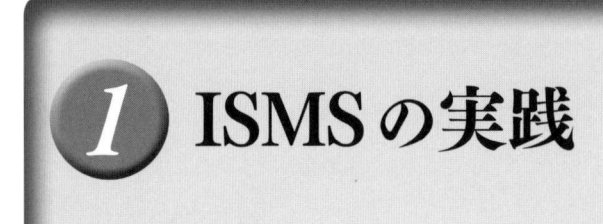

　近年、レセプトのオンライン化やオーダエントリーシステム・電子カルテシステムをベースとした個人健康情報のネットワーク化が進み、「クラウド」と呼ばれる状況にまでいたろうとしている。

　紙の時代に比べて、飛躍的に利便性が増す反面、機微な個人健康情報の改ざんや漏洩に結び付く情報セキュリティのリスクも大幅に増大している。特に保健医療機関における電子カルテシステム等の個人健康情報システムは大量の機微な個人情報を取り扱っている。

　「医療情報システムの安全管理に関するガイドライン（第4.1版）」（略称：安全管理ガイドライン）は、個人健康情報システムの通常運用時・事故発生時や個人健康情報を委託／提供する場合に、患者等の個人情報を十分に保護していることを説明する責任があるので、医療機関に対して「医療機関におけるISMSの実践」を要求している。

　この章では、ISMSを保健医療分野に適用するために、次の4つの規格と安全管理ガイドラインを活用して説明する[1]。

a）ISO/IEC27001（JIS Q 27001）：情報セキュリティマネジメントシステム要求仕様
b）ISO/IEC27002（JIS Q 27002）：情報セキュリティマネジメントの実践のための規範
c）ISO/IEC27005：情報セキュリティリスクマネジメント
d）ISO27799：健康情報システム──ISO/IEC27002を活用した健康分野の情報セキュリティマネジメント

　以下に、各項目とその項目を導入する際のポイントを表にする。

表2-1　ISMSの項目と導入のポイント

項目	ISMS導入の際のポイント
Ⅰ．PLAN：ISMSの確立	
1．構築体制準備：図2-1　PDCAフェーズの実施事項	
（1）スケジュール策定	ISMSの確立まで1年程度を目標とする
（2）体制構築とISMS規格の詳細検討	機関全体からISMS推進委員会の委員を選任・組織化し、ISMS規格の適用について検討する 図2-2　保健医療機関の情報セキュリティ組織
（3）適用範囲の確定	ISMS認証を取得の場合、適用範囲は機関内の全部門とすべき 表2-2　ISMS適用範囲
（4）情報セキュリティ基本方針の策定	保健医療機関の場合、外部の関係者に伝達しなければならない（ISO27799）

---

[1]　ISO/IEC27005及びISO27799は和訳がないため、本書で引用した翻訳の文責は著者にある。

2．リスク評価手法の確定と評価実施：図2-3　ISMS確立までの実施事項		
（1）ISMSに必要な情報資産の特定と「リスク評価手法」の決定　図2-4　情報セキュリティの要求事項とリスクマネジメントプロセス	1）情報資産の特定方法　非個人情報を忘れずに：表2-4　保護されるべき健康情報 2）リスク評価手法の特定方法 ・要求事項に適したリスクアセスメント手法を用いる ・安全管理ガイドラインの「最低限のガイドライン」のみが、リスクの受容可能レベルの唯一の解ではないが、重要な判断基準 ・リスクアセスメント手法　ISO/IEC27005のリスクマネジメントの手法に則り、安全管理ガイドラインを参照 3）リスク特定のプロセス：図2-5　リスク特定のプロセス図	
（2）情報資産の管理目的と管理策を特定する手法　図2-13　リスク分析フロー例（2）	1）現場部門の負担軽減策の検討 2）リスクの算定　①情報資産のリスク値、②脅威の発生可能性、③リスク値と発生可能性の値が割付けられた結果、の3つがリスク分析のアウトプット 3）リスク値の算定と詳細リスク分析：図2-13　リスク分析フロー例（2）　「脅威の発生頻度は、個々の医療機関で設定するか、医療機関の個々の現場の脆弱性から、決定されるべき」ため、残存リスクに「成熟度」の考え方を適用 4）ISO27799の管理策の追加と安全管理ガイドラインとのGAP分析　保健医療分野では、参照規格・ガイドラインに、ISO27799と安全管理ガイドラインを加えるべき 5）リスク評価とリスク対応：図2-14　リスク対応活動　GAP分析・リスク分析フロー・詳細リスク分析を組み合わせることにより簡便なリスク評価を実施	
（3）「適用宣言書」の作成	適用宣言書とリスク対応計画書がISMSのPDCAの羅針盤	
3．ISMSと個人情報保護の内部規程等の作成		
（1）ISMSが遵守すべき法律として個人情報保護法等を定義	保健医療機関では、機微な個人情報を膨大に取り扱っているため、2005（平成17）年に全面施行された個人情報保護法対応の、個人情報保護方針や関連規程の見直しが必須	
（2）ISMSマニュアルと並行して個人情報保護方針以下を検討	ISMSマニュアルを作成し、規準とした運用が望ましい 表2-8　ISMSマニュアル目次例	
（3）詳細規程の策定（個人情報保護関連含む）	ISMSマニュアル→詳細規程→手順書→各種帳票の順に、文書類を決定	
（4）運用手順書・操作手順書の作成・見直し	図2-16　内部規程構成例	
（5）文書管理規程策定	既存の規程・手順書の活用と整合性の確保に留意	
Ⅱ．DO：導入・運用：表2-9　運用時のエビデンスの取得		
1．情報セキュリティ・個人情報保護の教育	職員の各階層と役割に応じた継続的な教育	
2．ISMSの運用の記録	運用の過程で、実施状況の記録が必要	
3．有効性の測定と見直し	有効性を測定し、翌年のリスク分析に反映：図2-18　ISMSの有効性測定の全体	
Ⅲ．CHECK：監視及びレビュー：図2-21　医療機関のISMS＆業務プロセス相互フロー		
1．監視・見直しのための手順・管理策の実施	プロセスの監視、セキュリティ事件の検出・対処、残留リスクと受容基準の見直し、のようなＩＳＭＳの活動・事象を確実に記録に残す	
2．定期的な内部監査と不適合の指摘　図2-23　内部監査の一般的手順	内部監査は組織としての一種の技能。一朝一夕には完成しない （1）内部監査チームの編成 （2）監査チームによる監査個別計画の策定 （3）監査チームによる監査の事前準備 （4）監査チームによる監査の実施と是正処置・予防処置の指摘 （5）内部監査員に求められる特質と内部監査の目標	
3．マネジメントレビューを定期的に実施	経営陣がISMS（組織・基本方針・規程等）の変更、及び情報セキュリティ基盤の改善の必要性を評価する：図2-24　ISMSのマネジメントレビュー	
Ⅳ．ACT：維持・改善		
1．ISMSの維持と継続的改善と是正処置・予防処置	是正処置と予防処置の適切な実施 （1）是正処置の実施条件 （2）予防処置の実施条件 図2-26　OECD9原則及びISO/IEC27001との対応	

2 ISMSの確立

1 構築体制準備

(1) スケジュール策定

　ISMSはマネジメントシステムであり、PDCAに則った運用が求められている。情報セキュリティをマネジメントするためには、まず「ISMSを確立」する。

　ISMSの確立に要するスケジュール・期間は、個々の機関の規模・体制と繁忙度等により異なるが、認証取得のプロジェクト開始から認証取得まで1年程度を目標に、プロジェクトを進めることが多い。それは、あまりにも期間が長くなると世の中の動静も移ろいゆき、せっかく職員が真剣に検討して作成したリスク分析結果や規程が陳腐化した結果、再度同じことを繰り返さなければならなくなって、参加者・事務局の士気にも影響するからである。

　ISMSは通常、図2-1の順に実施される。ISMS上は個人情報保護方針は必須ではないが、保健医療機関においては機微な個人情報の取り扱いが最も重要なため、併せて検討することなしには考えられないので追加が必要である。

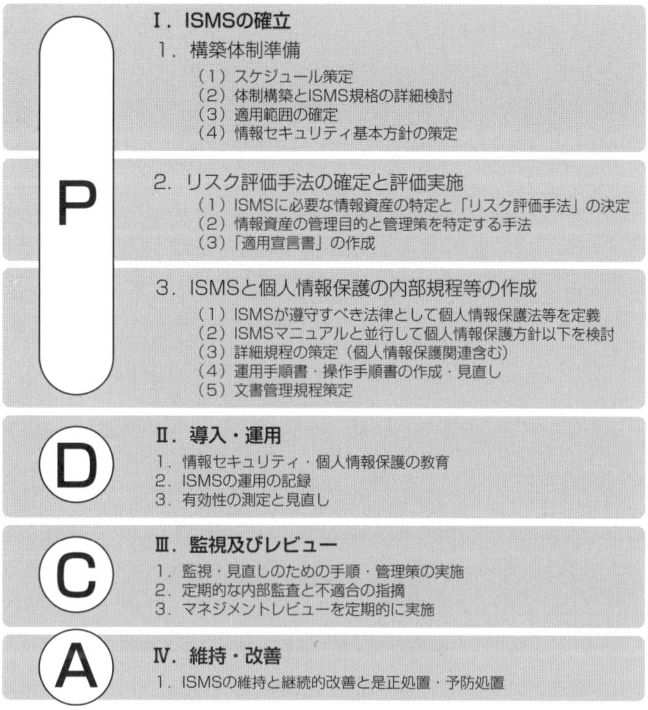

ISMSの確立 ❷

P
Ⅰ．ISMSの確立
1．構築体制準備
　（1）スケジュール策定
　（2）体制構築とISMS規格の詳細検討
　（3）適用範囲の確定
　（4）情報セキュリティ基本方針の策定

2．リスク評価手法の確定と評価実施
　（1）ISMSに必要な情報資産の特定と「リスク評価手法」の決定
　（2）情報資産の管理目的と管理策を特定する手法
　（3）「適用宣言書」の作成

3．ISMSと個人情報保護の内部規程等の作成
　（1）ISMSが遵守すべき法律として個人情報保護法等を定義
　（2）ISMSマニュアルと並行して個人情報保護方針以下を検討
　（3）詳細規程の策定（個人情報保護関連含む）
　（4）運用手順書・操作手順書の作成・見直し
　（5）文書管理規程策定

D
Ⅱ．導入・運用
1．情報セキュリティ・個人情報保護の教育
2．ISMSの運用の記録
3．有効性の測定と見直し

C
Ⅲ．監視及びレビュー
1．監視・見直しのための手順・管理策の実施
2．定期的な内部監査と不適合の指摘
3．マネジメントレビューを定期的に実施

A
Ⅳ．維持・改善
1．ISMSの維持と継続的改善と是正処置・予防処置

図2-1　PDCAフェーズの実施事項

（2）体制構築とISMS規格の詳細検討

　まず保健医療機関内のISMS推進委員会のメンバー自身が、ISMSとは何であり、どのような手順で推進するかを検討する必要がある。

　ISMSの概要については参考資料を読むことで把握できるが、実際に導入を決定した後に独力で自機関に適用するには、機関内のリーダがISMSの規格及び参考資料を熟読して理解するなど、かなりの学習量と学習期間が必要となる。そこで、ISMS推進委員会が核になり、自機関に適したISMS確立の推進方法や情報資産の特定の手法について検討を加える。保健医療機関内にマネジメントシステム構築経験が豊富な人材がいなければ、コンサルタントを導入することは必須である。

　機関内のISMS推進委員会のメンバー以外の現場部門の職員に情報セキュリティを理解させるために、ISMSは彼らに自部門の情報資産の特定・リスク分析を分担させることを推奨している。また、貴重な人材に一定のボリュームの作業をさせる際には、無駄なく無理なく現場職員を指導できる体制を組む必要がある。

　ISMSの導入計画から確立にいたる期間には、機関全体からISMS推進委員会の委員を選任・組織し、委員長には核となる者をあてる。この委員長はISMS確立後に機関の情報

セキュリティ責任者（CISO[*2]）となるようなレベルの人物にすべきである。図2-2にISMSを導入・運用する際の一般的な情報セキュリティ組織の事例を示す。

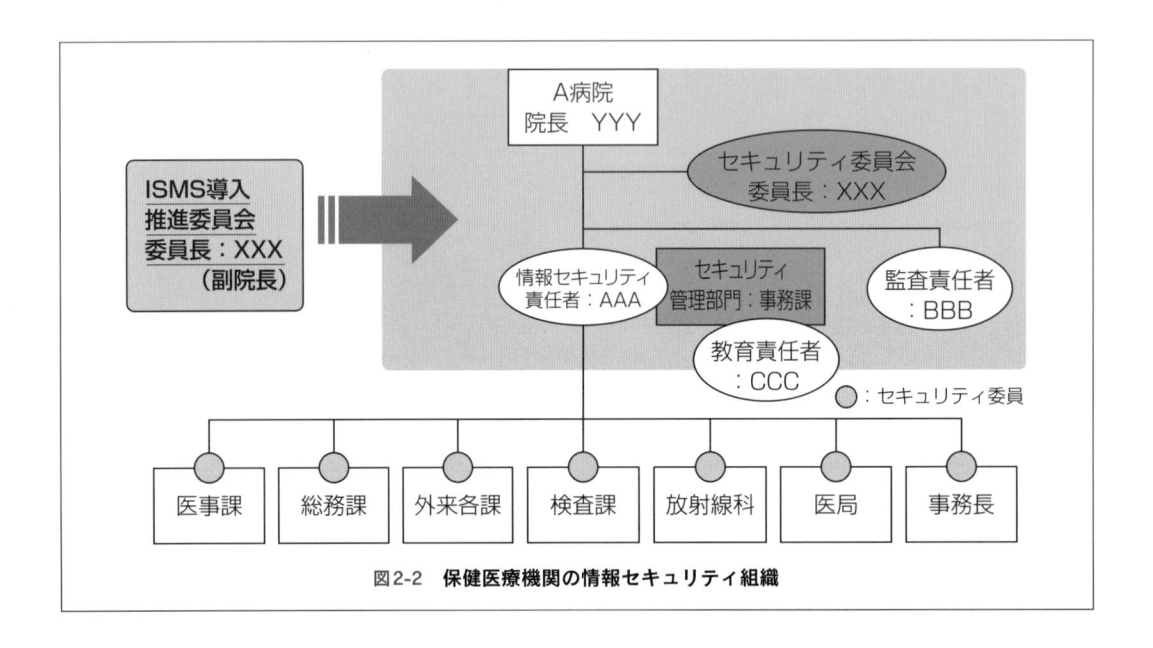

図2-2　保健医療機関の情報セキュリティ組織

　セキュリティ委員会の委員長は、機関の経営トップクラスないしは情報セキュリティ責任者が務め、月1回程度の定例会議が行われる。監査責任者は情報セキュリティ責任者と同レベルの地位の人物を任命すべきである。

(3) 適用範囲の確定

　次に、ISMSの適用範囲を確定する。

　ISMSは、QMS・EMSと同じマネジメントシステムであり、自らの戦略で自由にその範囲を決められる。保健医療機関におけるISMSの最小範囲は情報処理部門のみである。ただし、保健医療機関での機微な個人情報の重要性を鑑みて、1つの機関ならば<u>その機関内のすべての部門をその範囲とすべき</u>である（健診機関ならば健診バスによる健診現場まで）。

　ISO/IEC 27001には、「事業・組織・所在地・資産・技術の特徴の見地」から適用範囲を設定し、適用範囲からあえて除外するには正当な説明が必要とされている。その事例を表2-2に示す。

[*2] CISO：Chief Information Security Officerの略。機関内で情報セキュリティを統括する担当役員のこと。コンピュータシステムやネットワークのセキュリティ対策だけでなく、機密情報や個人情報の管理についても統括する例が多い。近年多発している企業の個人情報流出事件を契機に導入する組織が増えている。

表2-2 ISMS適用範囲

	カテゴリ	対象		業務内容	関連文書
1	情報セキュリティマネジメントシステム	XX病院の行う事業全体に関する情報セキュリティマネジメント		・医療事業	ISMS文書
2	組織	XX病院	病院長	・医療事業経営全般	組織図 職務管理規程 (職務分掌)
			…課	・情報処理システム業務 ・資料管理業務(カルテ、フィルム、心電図)	
			…課	・外来診療業務	
			…	…	
3	場所	1F		医事課・電算課・外来各課	フロアレイアウト
		2F		総務課・検査課・放射線課	
		3F		病棟・医局	
4	情報技術	H/W・S/W		院内で管理される情報システムのH/W・S/W	システム構成図
		ネットワーク		院内のLAN 情報センターからインターネット接続ルータまで	
5	情報資産	上記に所属するすべての情報資産(プログラム及びデータ・帳票・台帳)が適用範囲。各部門作成の資産管理台帳に詳細を定義			資産管理台帳

(4) 情報セキュリティ基本方針の策定

そして、ISMSの基本方針を策定する作業に入る。

基本方針はこの時点で案として策定しておく。その後、リスク分析の結果をみて、方針が再度見直されることが一般である。

ISMSの基本方針を策定するには経営者の強い意思・合意が不可欠なので、ISO/IEC 27001には次の記載のごとく手続きを行うよう要求している。

4.2.1.b) ISMSの基本方針を、事業・組織・所在地・資産・技術の特徴の見地から、次を満たすように定義する。
1) 目的を設定するための枠組みを含め、また、情報セキュリティに関係する活動の方向性の全般的認識及び原則を確立する。
2) 事業上及び法令又は規則の要求事項、並びに契約上のセキュリティ義務を考慮する。
3) それのもとでISMSの確立及び維持をする。組織の戦略的なリスクマネジメントの状況と調和をとる。
4) リスクを評価するに当たっての基軸を確立する。
5) 経営陣による承認を得る。

基本方針に掲げるべき項目は、ISO/IEC27002の「5.1.1　情報セキュリティ基本方針文書」に記載されている。これに加えてISO27799の7.2.1には、保健医療分野での「情報セキュリティ基本方針文書」に記載するべき事項をあげているので、巻末資料1（127～130ページ）に掲載する。

ISO/IEC27001において「基本方針の一般への公開」については組織の方針に委ねられているが、ISO27799では「個人健康情報を含む健康情報を処理する組織は、明文化された情報セキュリティ方針を持ち、経営者によって認められ、公表され、全ての職員、そして、適切な外部の関係者に伝達しなければならない。（shall）」とされている。

基本方針が決定したとしても、二度と改変しないわけではない。マネジメントレビューのアウトプットとしての見直しにより、基本方針改訂の可否の決定は一般によく行われている。ISO/IEC27002の5.1.2（ISO27799の7.2.2にも）にはそのレビュー項目があげられている。

2　リスク評価手法の確定と評価実施

(1) ISMSに必要な情報資産の特定と「リスク評価手法」の決定

基本方針を策定後、情報資産を特定してリスク分析を行う過程に入る。これからの作業を俯瞰すると、確立までの流れは図2-3の通りである。ステップごとに適切なアウトプットを作成する手順を踏むことにより、着実にリスク評価を行うことができる。

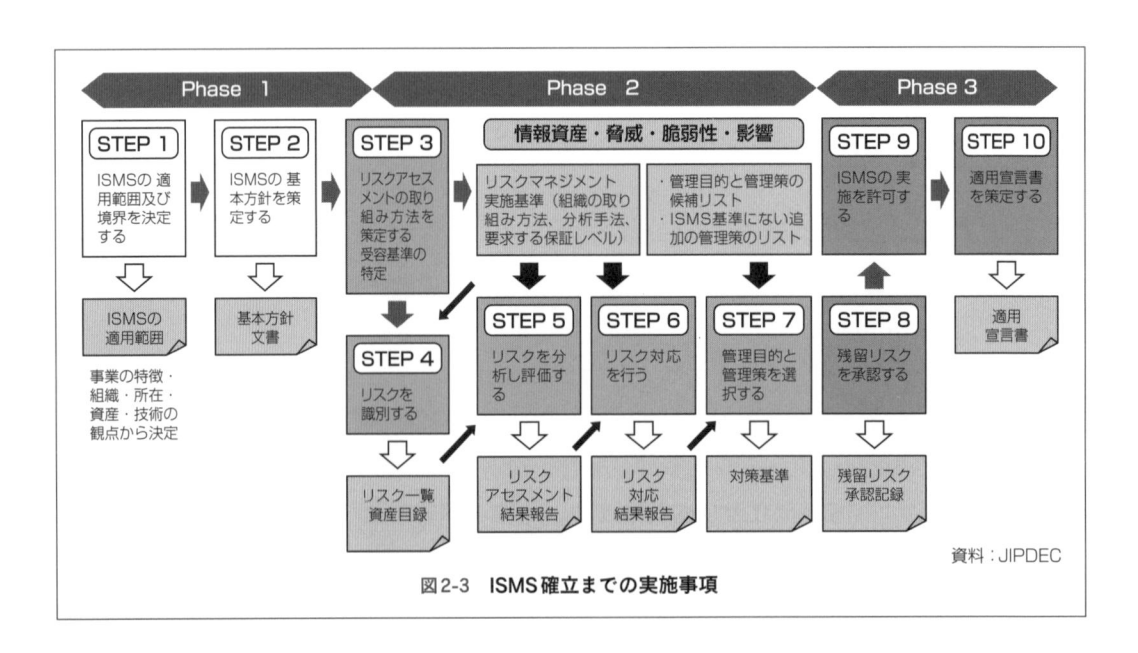

図2-3　ISMS確立までの実施事項

資料：JIPDEC

1）情報資産の特定方法

ISMSからみた組織の資産は、ISO/IEC27002では表2-3のように定義されている。

表2-3　資産の定義

a.	情報資産	データベース及びデータファイル、契約書及び同意書、システムに関する文書、調査情報、利用者マニュアル、訓練資料、運用手順またはサポート手順、事業継続計画、代替手段の取り決め、監査証跡、保存情報
b.	ソフトウェア資産	業務用ソフトウェア、システムソフトウェア、開発用ツール、ユーティリティソフトウェア
c.	物理的資産	コンピュータ装置、通信装置、取り外し可能な媒体、その他の装置
d.	サービス	計算処理サービス、通信サービス、一般ユーティリティ（例えば、暖房、照明、電源、空調）
e.	無形資産	例えば、組織の評判・イメージ

出典：ISO/IEC27002

さらに、ISO27799では保健医療分野で「保護されるべき健康情報」として表2-4に記載されている情報をあげている。この1項と5項を除いては個人情報ではない。

表2-4　保護されるべき健康情報

1. 個人健康情報
2. 個人健康情報から由来する連結可能匿名化情報※
   注：個人特定情報はどこかに存在するので、個人情報にさかのぼることができる
3. 統計及び研究情報で、個人健康情報から個人特定情報を取り除いた連結不可能匿名化情報
4. 臨床及び医学上の知識、特定の患者ないしは患者群に関わらない臨床上の判定支援情報
   例：医薬品の副作用情報
5. 健康専門家及びそのスタッフのデータ
6. 健康調査に関わる情報
7. 個人健康情報を含む健康情報システムの監査証跡データ、または個人健康情報に由来する連結可能匿名化情報、または個人健康情報に関する利用者のアクションについてのデータ
8. 健康情報システムの機密データで、アクセスコントロールやシステム構成情報に関するセキュリティに関わるデータ等

出典：ISO27799

※「連結可能匿名化」について：日本の個人情報保護法との関連
個人情報を連結不可能匿名化した情報は、個人情報に該当しない。個人情報を連結可能匿名化した情報は、研究を行う機関において、当該個人情報に係る個人と当該情報とを連結し得るよう新たに付された符号又は番号等の対応表を保有していない場合は、個人情報に該当しない。
＜連結可能匿名化された情報の取扱いに関する細則＞
連結可能匿名化した情報を同一法人又は行政機関内の研究部門において取り扱う場合には、当該研究部門について、研究部門以外で匿名化が行われ、かつ、その匿名化情報の対応表が厳密に管理されていること等の事情を勘案して適切な措置を定めるなど、当該機関全体として十分な安全管理が確保されるよう、安全管理措置を定めることができる。
「ヒトゲノム・遺伝子解析研究に関する倫理指針（平成16年12月28日全部改正）第1基本的考え方　3保護すべき個人情報（2）より」
疫学研究倫理指針、臨床研究倫理指針等でも、同様とされている。

情報資産の具体例として、医療機関では表2-5が考えられる。このうち個人情報は太字部分の「業務個人情報」と「人事・給与」で示されている情報のみで、その他は非個人情報である。

表2-5　医療機関の情報資産の具体例

業務個人情報	**保健医療業務情報（カルテ、レセプト、医用画像、伝票、健診結果報告書、紹介状）**
他社機密情報	医療情報システムパッケージ等のベンダーの機密情報、共同研究で扱うデータ
人事・給与	**人事評価、給与、勤怠記録、職員・採用応募者の個人情報**
経営関連	資金調達、株式、組織変更、経営計画、他機関との提携、固定資産、設備投資、経理情報、財務データ
業務関連	患者受付番号、患者クレーム、健診見積、価格リスト、対外会議録、契約書
技術情報	医学研究計画、特定医療のプロトコル、特許、ノウハウ、院内規格、個別医療情報システムのソースコードとテストデータ、ネットワーク構成図
院内管理情報	資産情報、業務マニュアル、規則、組織表・職員リスト、内線電話帳、ID・パスワード
議事録など	通達、院内会議録、品質向上活動、予定表、教育受講記録
公開情報	院外ホームページ情報、職員募集要項、官庁報告資料
サービス	インターネットとの接続、イントラネットサーバ、院内電子メール、アウトソーシング業務、院内申請システム、SPDシステム、地域連携医療サービス

（太字は個人情報）

2）リスク評価手法の特定方法

　ISO/IEC27001では4.2.1.c)に、「リスクアセスメントに対する組織の取組み方を、(a) ISMS、特定された事業上の情報セキュリティの要求事項、並びに特定された法令及び規則の要求事項に適したリスクアセスメントの方法を特定する。(b) リスク受容基準を設定し、また、リスクの受容可能レベルを特定する［5.1 f)参照］。を満たすように定義する」とされている。

　2009（平成21）年5月に制定されたISO/IEC27005では、リスク評価からリスク対応にいたる業務全体を「リスクマネジメント」と呼称しているので、以下では①リスクアセスメント、②リスク対応、③リスク受容の3つの段階を総称して、「リスクマネジメント」と呼ぶことにする。図2-4ではISO/IEC27005のリスクマネジメントを説明する図を基にして、ISO/IEC27001の規格との対応を吹き出しで表現した。

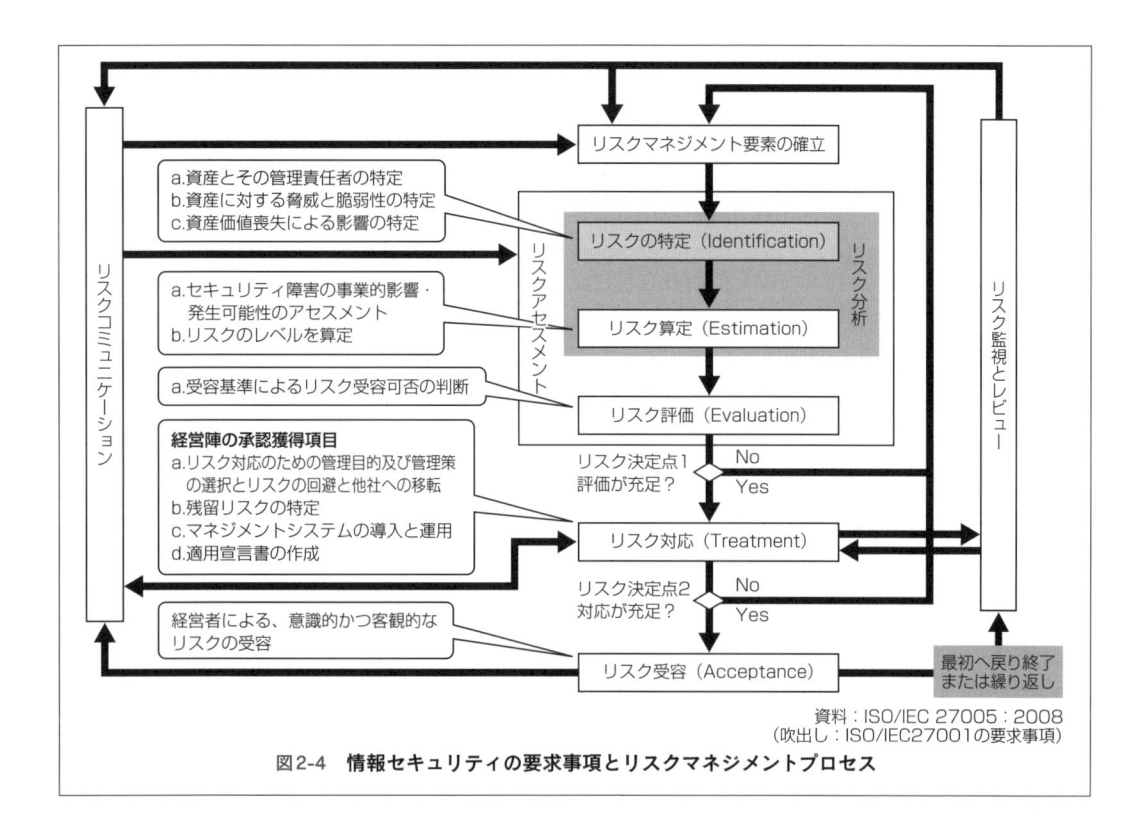

図2-4 情報セキュリティの要求事項とリスクマネジメントプロセス

資料：ISO/IEC 27005：2008
(吹出し：ISO/IEC27001の要求事項)

　我が国の保健医療分野のリスク分析に関しては、「安全管理ガイドライン」と国際規格の「ISO/IEC27005情報リスクマネジメント」が特に重要である。以下に、ISO/IEC27005のリスクマネジメントの手法に則り安全管理ガイドラインを参照しつつ、ISMSのリスクマネジメントを説明する。

　保健医療分野の個人情報保護と情報セキュリティマネジメントに関しては、ISO、厚生労働省、ISMSの認定機関であるJIPDEC等、国内外のさまざまな機関が多様な規格・規範等を制定している（図1-7）。

3）リスク特定のプロセス

　図2-4に示したように、リスクアセスメントはリスク分析とリスク評価に分類されており、さらにリスク分析はリスクの特定とリスクの算定のステップに細分化される。

　第1章でプロセスアプローチの重要性について述べたが、リスク特定プロセスの一例を図示すると図2-5となる。

第2章　ISMS規格の概要——ISO/IEC27001とその周辺

図2-5　リスク特定のプロセス図

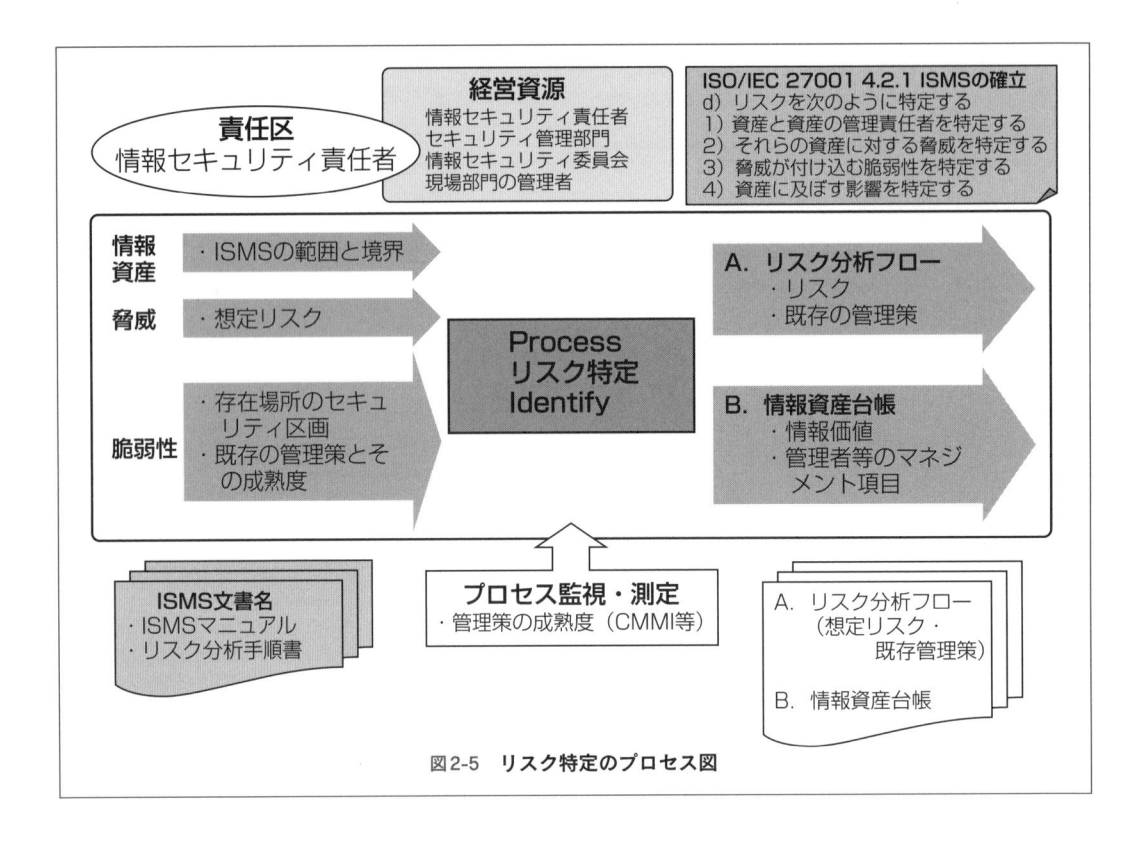

　この「リスク特定プロセス」を利用して具体的な説明を行うと、以下のようになる。

①プロセスの責任区は情報セキュリティ責任者。
②経営資源として、情報セキュリティ管理者の他に、セキュリティ管理部門と情報セキュリティ委員会、及び現場部門の管理者をあてる。
③情報資産と脅威・脆弱性をインプット、リスク分析フローと情報資産台帳をアウトプットとする。
④関連する規格の部分はISO/IEC27001の4.2.1.d）であり、関連する内部文書はISMSマニュアルとリスク分析手順書である。
⑤プロセスを監視・測定するためには管理策の成熟度を尺度とする。

　このように、各プロセスは多くの要素から成り立っており、さらに各プロセスは集合して「確立プロセス」等を構成する。
　ISMSのPDCAプロセスのうち、「確立プロセス」のリスク分析の部分はISO/IEC27001においてはほんの数行だが、ISMSにとっては非常に重要であり、そのリスクマネジメント部分の技術解説書のISO/IEC27005はJIS TR X0036[*3]（ISO/IEC13335シリーズ）の後継規格である。

リスクの特定プロセスのアウトプットの1つとなる、リスク分析フローの事例を図2-6に示す。

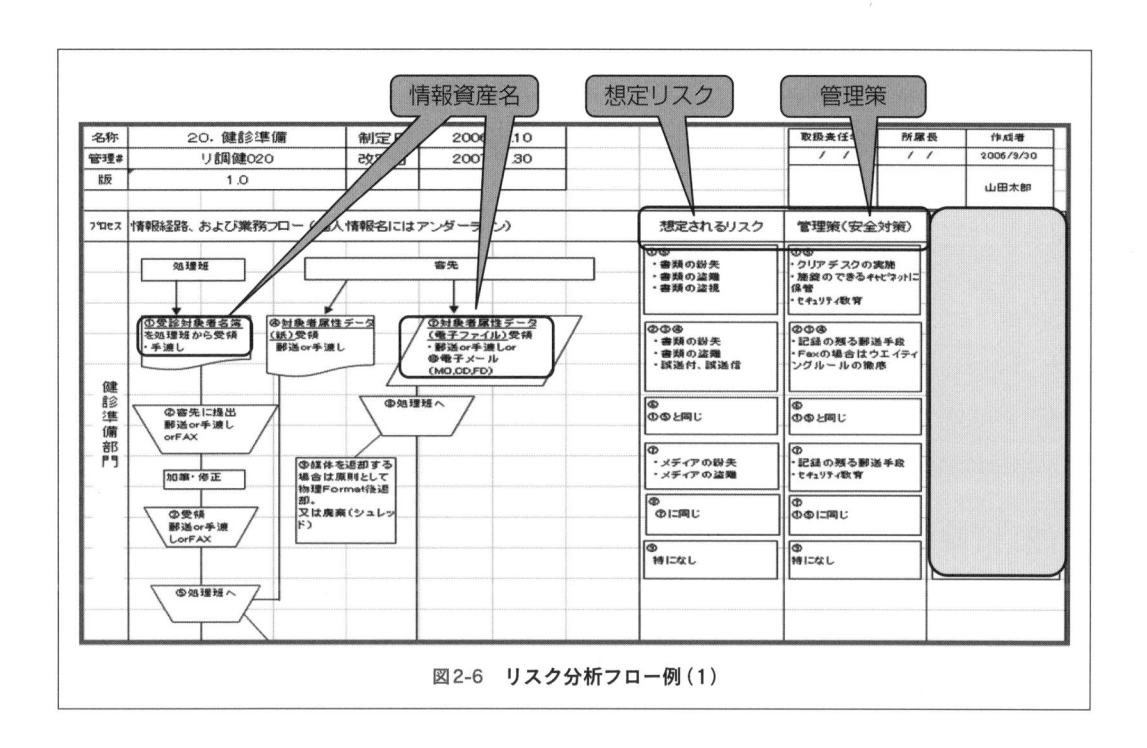

図2-6　リスク分析フロー例(1)

多忙な保健医療機関の現場の職員自身が、分担して業務フローを書くことによって、情報資産を漏れなく特定し、各情報資産の想定リスクと既存の管理策を実感できるようになる。リスク分析における現場の参画は、現場の教育や継続的な改善を行う際にも大切なことである。

「リスクの特定」の場面では、リスク分析フロー・想定リスク・管理策の右に予定されている欄については次の「リスク算定」の項で説明する。

リスクの特定プロセスのアウトプットの1つである情報資産台帳では、リスク分析フローで特定した情報資産を掲載する。

マネジメントするにあたっては、個々の情報資産の管理責任者を特定し、リスク値(当該の情報資産から機密性・完全性・可用性のいずれか、もしくはいくつかを喪失した場合の価値)を特定する必要がある。図2-7に情報資産台帳の例を示す。また、ISMSでは情報資産の「粒度」が定められていないが、情報資産はメディア(データベース)単位、紙面は伝票・帳票単位と大くくりにするのが一般的である。

＊3　「JIS TR X0036」(国際規格はISO/IEC TR 13335-1〜5シリーズに対応)の名称を出したのは、ISO/IEC27001には規格として新しい「ISO/IEC27005」が記載されていないからで、「JIS TR X0036」が記載されている部分は「ISO/IEC27005」に読み替える必要がある。

図2-7 情報資産登録台帳例

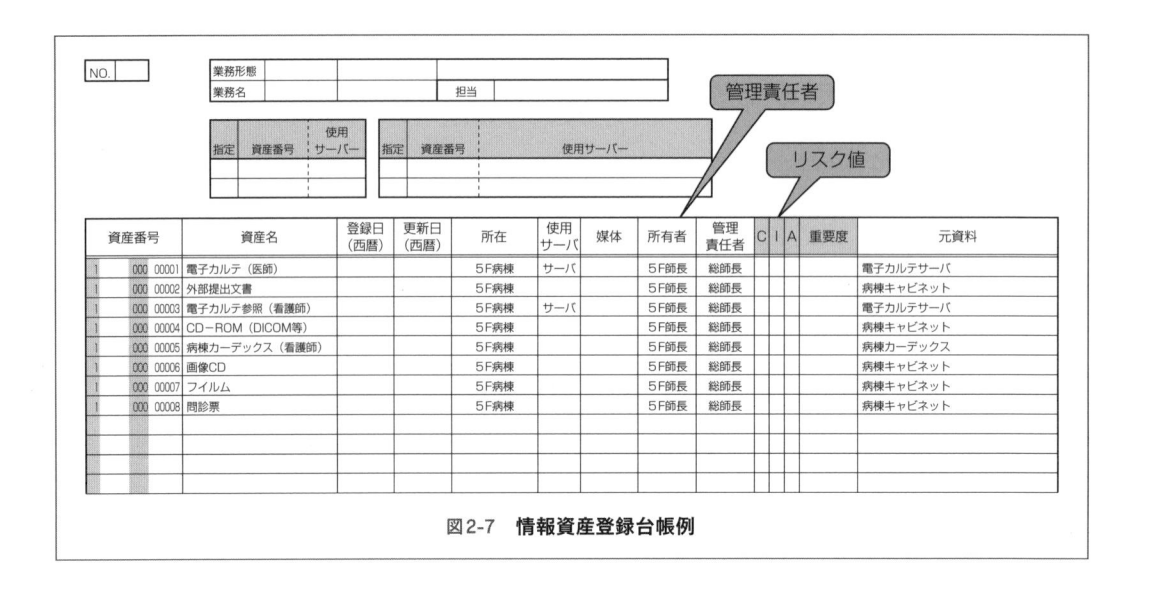

(2) 情報資産の管理目的と管理策を特定する手法

1）現場部門の負担軽減策の検討

　多忙な一般現場部門にとって、情報セキュリティはいまだに非日常的な世界である。リスク分析フローの「管理策」（安全対策）を設定する際に、現場部門がISO/IEC27002の133項目もの管理策等を検索・検討するのはかなり煩雑な作業となるので抵抗が予想される。そのため、簡便案として「取り扱い経路別脅威・脆弱性・安全対策対応表」[*4]を創案した。推進ワーキンググループ（WG）が機関の実情に応じてこの表を作成する目的は、かなり分厚いISO/IEC27002の133項目の管理策等を現場部門に検索・検討させる煩わしさを経ることなく、簡便に安全対策を選定させるためである。

　管理策を事前に設定しておけば、納期や予算や技術的な実現性を無視して、現場部門が突拍子もない管理策を提案することもなくなる。

　図2-8で表の作成方法を説明する。まずISO/IEC27005付属書Cの脅威のなかから、組織の重要課題とする脅威を選択する。さらに、推進WGが脆弱性に対応した安全対策例を設定し、現場部門は当該の脅威が付け入る脆弱性（ISO/IEC27005付属書Dに記載）に対応した安全対策を選定する。そして、取得・移送・利用・保管・廃棄の経路ごとに適用可能な安全対策を◎○×に分別することで、現場はISO/IEC27002の133項目の管理策等を検索・検討することなく、簡便に安全対策を選定することができる。しかし、医療機関のフローは複雑で、この表はどうしてもＡ３判で３～４ページ程度のボリュームになる。

＊4　取り扱い経路別脅威・脆弱性・安全対策対応表：図２-３のPhase2のアウトプットにおける「対策基準」に該当し、「ISMSの破産」のための記録となる。

脅威 AnnexC	脆弱性 AnnexD	安全対策例	取り扱い経路							
			取得		移送		利用	保管	廃棄等	共通
			デジタル	紙	デジタル	紙	…	…	…	…
機器・メディア・書類の盗難	・セキュリティ事件に関する、定められた訓練プロセスの欠如	・建物・ドア・窓の物理的保護	◎	◯	×					
	・ビル、ドアと窓の物理的保護の欠如	・保管庫の保護 ・確実な廃棄			◯					
	・建屋外もしくは掃除スタッフによる監督されない仕事	・コピーの管理 ・派遣・委託要員の作業時の監督								
機器・媒体の破壊・職員配置違反・不法なデータ処理										
電力不安定										
洪水										
気象現象・ホコリ・腐食・凍結・電磁放射										
盗聴・不正なネットワークアクセス・否認遠隔スパイ行為										
……										
データ破壊・情報システムの飽和										
顧客による取り違い										
交通事故										
手荒な扱い										

③脆弱性
ISO/IEC27005
AnnexDより引用

⑤取り扱い経路別
（取得・移送・利用・保管・消去・共通）に、適用可能な安全対策を◎◯×で記述

①脅威
ISO/IEC27005
AnnexCより引用
ある程度はグループ化

④安全対策
脆弱性と機関の経営的観点等から取り得る安全対策を脆弱性対応に個別、もしくは脅威グループごとにグループ化

②組織に対応した追加の脅威

図2-8 取り扱い経路別脅威・脆弱性・安全対策対応表の事例

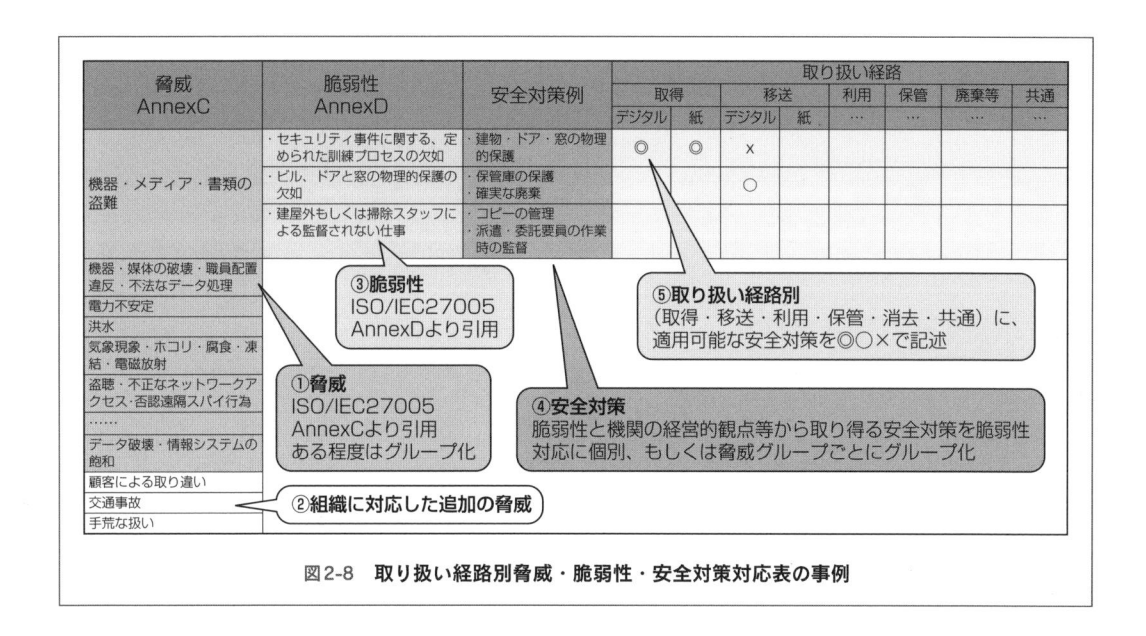

ここから、各プロセスについて説明していく。

2）リスクの算定（詳細リスク分析、GAP分析及びリスク分析フローの残存リスクの追加）

「リスクの算定」の検討を行う。ISMSでは事業的影響とセキュリティ障害の発生可能性をアセスメントし、このリスクのレベルを算定（Estimate）することを要求している。したがって、このプロセスでのアウトプットは、①情報資産のリスク値、②脅威の発生可能性、③リスク値と発生可能性の値が割り付けられた結果である。

リスク算定プロセスの一例を図2-9に示す。

図2-9 リスク算定のプロセス図

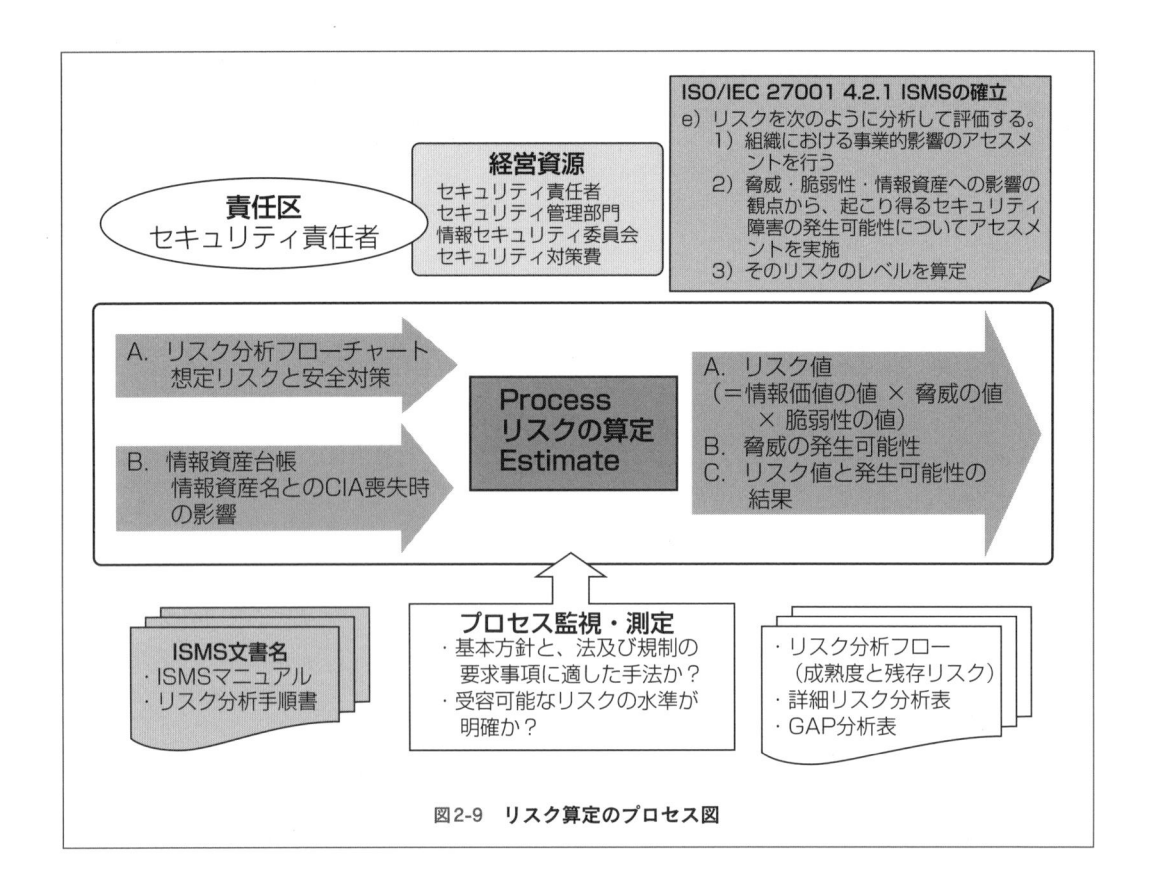

3）リスク値の算定と詳細リスク分析

　プロセスのアウトプットを検討するにあたって、情報資産のリスク値に関する考え方を設定する必要がある。評価基準の一例を表2-6に示す。機密性・完全性・可用性をそれぞれ喪失した場合の定性的な尺度により、被害のリスクを算定する。特に機密性を4段階にしたのは、3段階の場合はどうしても安易に中位の値に偏ってしまうため、記入者に注意を喚起して評価をさせるためである。

表2-6　医療分野でのリスク値に関する評価基準例

```
機密性（Confidentiality）
　1＝公開：第三者に開示・提供可能
　2＝社外秘：組織内では開示・提供可能（第三者には不可）
　3＝秘密：特定の関係者または部署のみに開示・提供可能
　4＝極秘：所定の関係者のみに開示・提供可能
完全性（Integrity）
　1＝低：情報の内容を変更された場合、事業への影響は少ない
　2＝中：情報の内容を変更された場合、事業への影響は大きい
　3＝高：情報の内容を変更された場合、事業への影響は深刻かつ重大
可用性（Availability）
　1＝低：1日以内のシステム停止（書類紛失）が許容される
　2＝中：1時間以内のシステム停止（書類紛失）が許容される（業務時間内の利用は保証する）
　3＝高：1分以内のシステム停止（書類紛失）が許容される（1年365日、1日24時間のうち、99.9％以上
　　　　利用できることを保証する）
```

　リスク算定にあたって、ISO/IEC27001の要求事項を満たすよう一般的には詳細リスク分析表をつくる。図2-10、図2-11に詳細リスク分析・対策表の例を示す。この例では、C・I・Aの各々の値を足したリスク値に脅威と脆弱性の値を掛けて総合的な値を計算し、リスクへの対策必要性を自動的に計算して求めることができる。ここでは、脅威のレベルを単純に3段階に、脆弱性のレベルを4段階にしてリスクを算定している。リスク値が一定値を超える場合は「対策必要性」にフラグが立つ（Excelデータの表に設定しておく）ので、主たる脅威や脆弱性に見合った管理策をISO/IEC27002の133項目のなかから選択することになる。

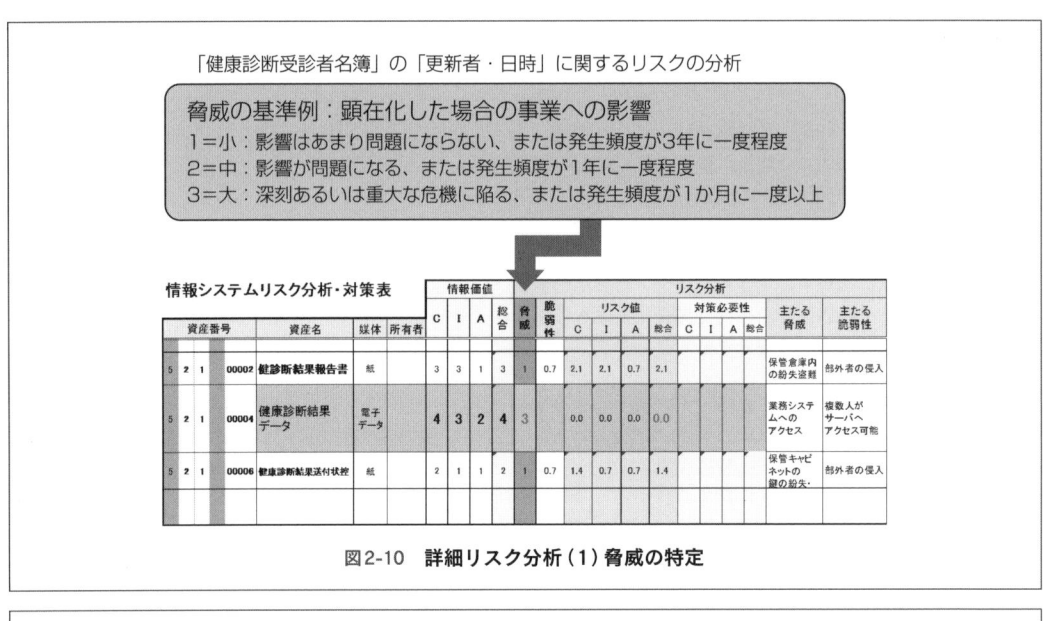

図2-10　詳細リスク分析（1）脅威の特定

図2-11　詳細リスク分析（2）脆弱性の特定

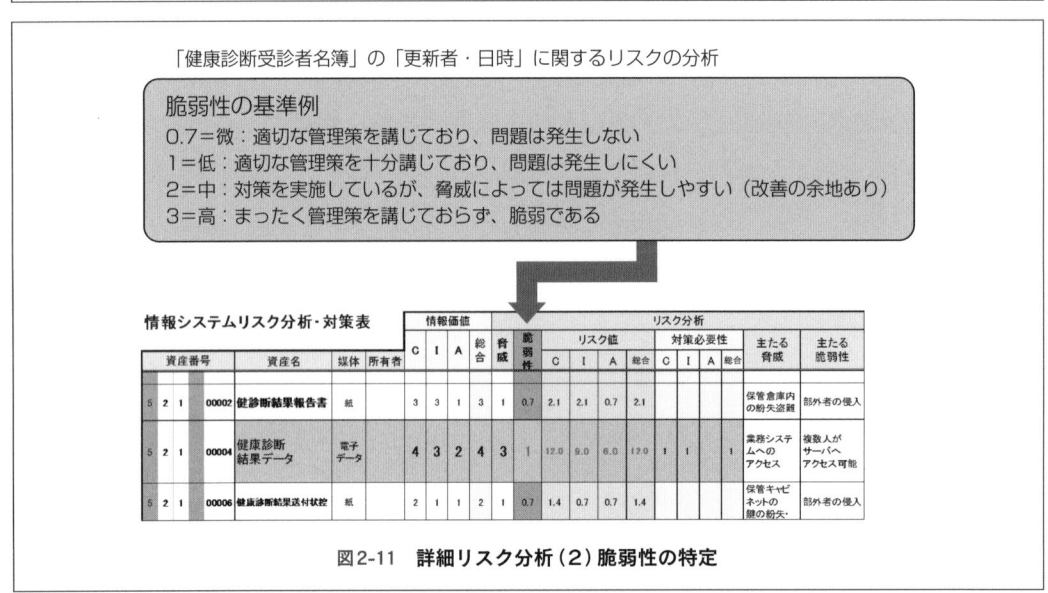

　ISO/IEC27001は、脅威及び脆弱性並びに情報資産への影響から、インシデントの発生可能性を評価せよ［4.2.1.e）2）］と要求している。
　一般に、「取得・移送・利用・保管・廃棄等の情報伝達の各場面」では脆弱性が異なる。具体的には、患者と医師が混在して電子カルテ画面を参照する診察室と、密室のカルテ庫では脆弱性が異なるのは明らかである。そのため、リスク分析フローの場面ごとに1行以上の記述が必要となり、詳細リスク分析表の作成はかなり煩雑なものになる。一方、脅威の原因が意図的か偶発的か、それとも自然環境的かによって、脅威の発生可能性は大きく異なる。人間に起因する意図的、偶発的に発生するものと環境に起因するものの3種類がある。

脅威の分類と発生可能性への考え方について、ISO/IEC13335-1：2006（情報通信技術セキュリティマネジメント――第1部：情報通信技術セキュリティマネジメントの概念モデル）とJIPDECのISMSユーザーズガイドを組み合わせて、図2-12に図示した。これは、JIPDECの「ISMSユーザーズガイド」に掲げられている、一般分野での発生可能性の例である。意図的な脅威については「実施による利益」を指標としている。最近、特に権限のある人物が意図的にセキュリティを侵害する事例が目立っており、ISO/IEC27005においても、ハッカー・クラッカー、コンピュータ犯罪者、テロリスト、産業スパイ、内部犯罪等に十分な注意を払わなければならない、という記述が付属書Cには見受けられる。

人間に起因		E：環境に起因
D：意図的	A：偶発的	
影響度・発生可能性を査定		統計データが入手可能
盗聴、盗難 情報の改ざん システムのハッキング 悪意のあるコード	誤り及び手ぬかり ファイルの削除 不正な経路 物理的事故	地震 落雷 洪水 火災

出典：ISO/IEC 13335-1：2004

レベル	発生可能性の例		
1	実施による利益はない	通常では発生しない	3年以内に一度も発生しない
2	実施による利益はあまりない	特定の状況下での発生が考えられる	3年に一度程度発生する
3	実施による利益は多少ある	専門能力のある者の不注意で発生する	1年に一度程度発生する
4	実施による利益がある	一般者の不注意で発生する	1か月に一度程度発生する
5	発生が具体的に予想される	通常の状態で発生する	1か月に一度以上発生する

出典：JIPDEC「ISMSユーザーズガイド」（2008年1月）

図2-12　脅威の分類と発生可能性

ただし、ISO/IEC27001や安全管理ガイドライン、ISO27799にも、保健医療情報分野における脅威の発生頻度の基準は見当たらない。脅威の発生頻度は、個々の医療機関で設定するか、医療機関の個々の現場の脆弱性から決定されるべきである。

詳細リスク分析表を作成する負荷を軽減するために、先に説明したリスク分析フローに残存リスクの列を設けて、成熟度と残存リスク対策を記載し、発生頻度を想定する手法を行った。図2-13にその事例をあげる。

図2-13 リスク分析フロー例（2）

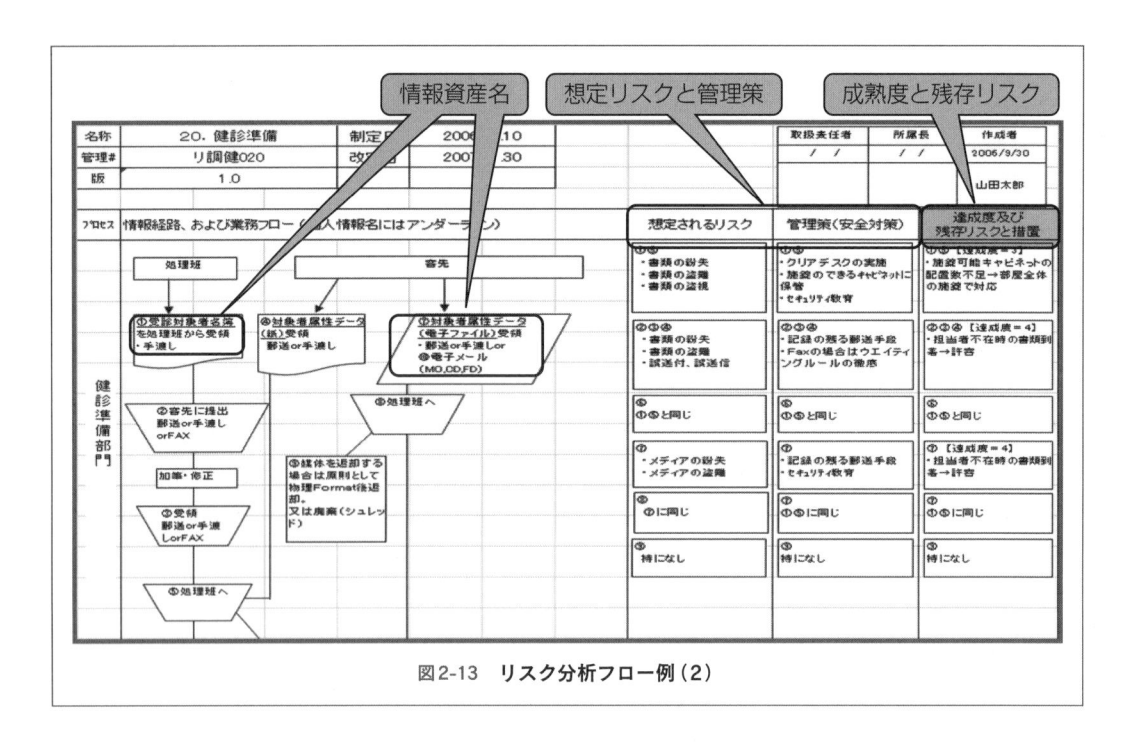

　現場部門には、部内の脆弱性を自覚させることを目的に、自らがリスク分析フローと情報資産台帳を記載すること、さらに現場部門に脆弱性の重要性に気付かせるため、安全対策の成熟度を記入することを推奨している。

　成熟度については、CMMI（Capability Maturity Model Integration）の方式を導入した。表2-7にCMMIの成熟度モデルの5段階のレベルを示す。

表2-7　CMMIの成熟度モデルの5段階

```
0＝未認識：組織内でまったく意識されておらず、何もしていない。
1＝初期：組織内で部分的にしか実施されていない。プロセス管理の必要性を認識しているが、その場しの
　　ぎの場当たり的なアプローチである。
2＝反復可能：組織内で概ね実施されているが標準がない。類似した事象について他の人が同じ手順で行え
　　る程度になっているが周知されておらず、個人に依存している。
3＝定義：組織の標準プロセスとして文書化・標準化・統合化され、周知されている。しかし、それが実際
　　に行われているか、改善すべき点はないかという管理は定着していない。
4＝管理：標準化された手順で行われているかをチェックし、改善するべき事項があれば標準に組み込む等
　　の運用が実施されている。すなわちPDCAサイクルが効果的に回転している段階。
5＝最適化：継続的な改善が行われており、ベストプラクティスの段階に達している。その一方、現場の作
　　業軽減のために、推進WGによる簡便化・簡素化の工夫が必須である。
```

4）ISO27799の管理策の追加と安全管理ガイドラインとのGAP分析

　リスクの算定プロセスの一環として、GAP分析について説明する。

ISO/IEC 27001［4.2.1.g）］には、「このプロセスの一部として、付属書Aの中から、特定した要求事項を満たすために適切なように、管理目的及び管理策を選択しなければならない。付属書Aに規定した管理目的及び管理策は、すべてを網羅してはいないので、追加の管理目的及び管理策を選択してもよい」とされている。さらに、ISO27799の7章［Healthcare Implications of ISO/IEC27002］には、ヘルスケア分野特有の追加管理策が記載されており、慎重に検討すべきである。管理策に「shall」（～しなければならない）と記載されている項目は、特に留意が必要である。巻末資料2（130～132ページ）にshallの項目を掲げる。

　一般にGAP分析は、ISO/IEC27001の付属書Aに記載されている「管理目的及び管理策」との比較を行う。ISO/IEC27002の詳細管理策の項目ごとに、「現状でどこまでできているか」という実施度合いで分類する。分類としては「A.実施済、B.未実施、C.部分的」程度が適当である。

　一方、我が国の医療では安全管理ガイドラインの「最低限の対策」が義務付けられていることから、ISMSの認証取得を目指す機関においては、付属書Aと安全管理ガイドラインの「最低限の対策」等の二者への対応度合の検討が必要である。ただし、付属書A及びISO/IEC27002と安全管理ガイドラインの「最低限の対策」の記述は、カルテの電子保存等でISO/IEC27002との相違が顕著で、一般に整合性への配慮が不十分で、かつ、安全管理ガイドラインは年次で改訂が行われている。対応の検討には留意が必要である。

5）リスク評価とリスク対応

　リスク算定の結果、「そのリスクを受容できるか」「対応が必要か」について判断することを「リスク評価」という。リスク受容［ISO/IEC27001 4.2.1.c）2）、4.2.1.f）2）、4.2.1.g）、4.2.3.d）等］の基準にしたがってリスクの評価とその対応を検討するが、図2-14に示すように、選択肢にはリスク削減（適切な管理策の適用）、リスク保有（組織の方針・リスク受容基準を明確に満たすリスクの意識的かつ客観的な受容）、リスクの回避（その業務を休止する等）、リスクの移転（保険等による）がある。いずれの場合も残存リスクの可能性があり、組織として受容できることが決定するとリスクの対応を停止する。

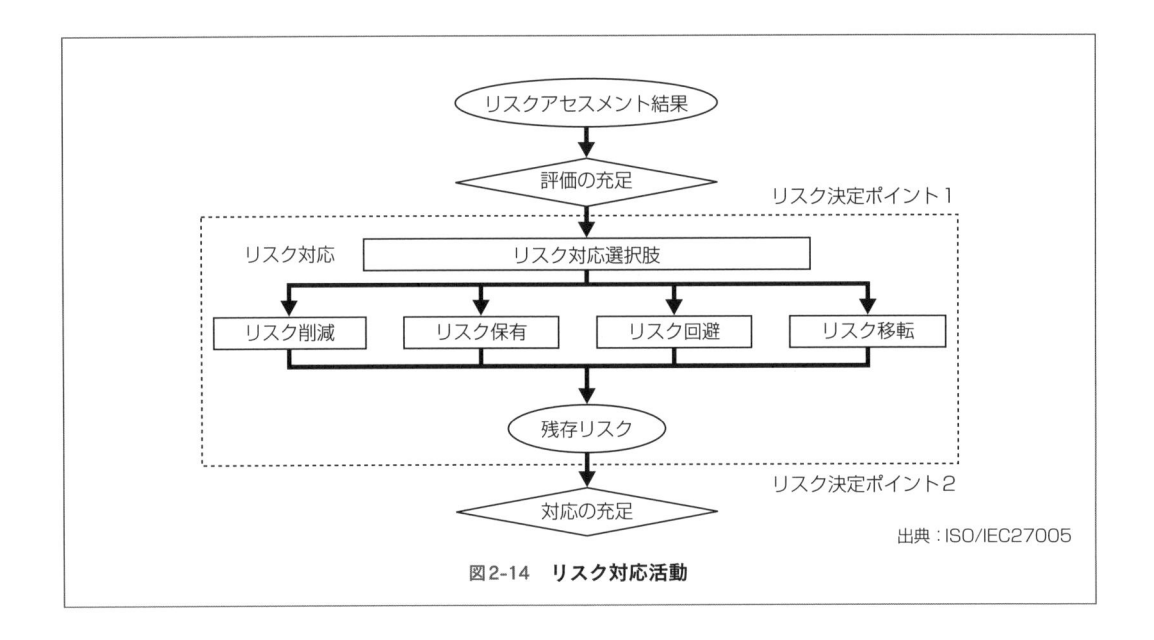

図2-14　リスク対応活動（出典：ISO/IEC27005）

図2-14のようにリスク対応を行う場合、以下の3つのいずれか、もしくは全部を組み合わせて、簡便な手法から順にリスク分析を行う方法が考えられる。

①GAP分析で、安全管理ガイドラインの「最低限のガイドライン」を必要とする安全対策を実施していない場合。
②リスク分析フローで、ある程度の発生可能性のある危険な残存リスクが存在する場合。
③詳細リスク分析で、機密性・完全性・可用性のリスクがある閾値を越えた場合。

安全管理ガイドラインは、個人情報保護の立場から「説明責任」という言葉で、保健医療機関が個人情報の保護責任を果たしていることを説明するよう求めている。そのため、国内の保健医療機関がISMSを導入する場合には、リスク分析時に安全管理ガイドラインの要求との整合性をとる必要がある。

「リスク削減」を行うことを決定した場合は、ISO/IEC27002や安全管理ガイドライン等を参考にして何らかの管理策を行うことになる。その結果としての残留リスクの値に関しては経営陣の承認を得る。

(3)「適用宣言書」の作成

適用宣言書とは、リスク評価及びリスク対応の結果、付属書A（及びその他の追加管理策）のなかから選択した、あるいは選択しなかった管理策の根拠と理由を示すものである。

図2-15に適用宣言書の例を示す。選択された管理目的・管理策のうち、これから導入

9 物理的及び環境的セキュリティ		
9.1 セキュリティを保つべき領域 目的：組織の施設及び情報に対する認可されていない物理的アクセス、損傷及び妨害を防止するため。		
項番	採否	理由
9.1.1 物理的セキュリティ境界 情報及び情報処理施設のある領域を保護するために、物理的セキュリティ境界（例えば、壁、カード制御による入口、有人の受付）を用いること。	○	情報及び情報処理施設のある領域を保護するためにパネルなどの障壁を設け、第三者には取次ぎ受付電話を設けてアクセス制限をする。
9.1.2 物理的入退管理策 セキュリティを保つべき領域は、認可された者だけにアクセスを許すことを確実にするために、適切な入退管理策によって保護すること。	○	アクセス制限区画の入口は、電磁ロック及び磁気ストライプ付き職員カードにより退室管理を行っている。
9.1.3 オフィス、部屋及び施設のセキュリティ オフィス、部屋及び施設に対する物理的セキュリティを設計し、適用すること。	○	施設に対し一般人のアクセスを避けビル上階とし、案内を1階のビル表示板にする。
9.1.4 外部及び環境の脅威からの保護 火災、洪水、地震、爆発、暴力行為、及びその他の自然災害または人的災害による被害からの物理的な保護を設計し、適用すること。	○	自然災害または人的災害による被害からの物理的な保護のために、耐震基準をクリアし、緊急時のバックアップ媒体を確保し、化学消火器を部屋に設置する。
9.1.5 セキュリティを保つべき領域での作業 セキュリティを保つべき領域での作業に関する物理的な保護及び指針を設計し、適用すること。	○	セキュリティ領域での作業に関する保護のために、無人の場合には警備監視状況となり、ロッカー及び棚などの情報資産の表示をせず監視できない場所での作業は実施しない。
9.1.6 一般の人の立寄り場所及び受渡場所 一般の人が立ち寄る場所（例えば、荷物などの受渡場所）及び敷地内の認可されていない者が立ち入ることもある場所を管理し、また可能な場合には、認可されていないアクセスを避けるために、それらの場所を情報処理施設から離すこと。	○	認可されていないアクセスを避けるため、書類・荷物などの受渡場所を、外部の人が立ち寄る通路ではなく、居室の扉に接した入口とする。
9.2 装置のセキュリティ 目的：資産の損失、損傷、盗難または劣化、及び組織の活動に対する妨害を防止するため。		

図2-15 適用宣言書の記載例

するものはリスク対応計画書に記述されていなければならない。適用宣言書は確立（Plan）フェーズの重要なアウトプットで、リスク対応計画書はDoフェーズの重要なインプットであり、組織としてこれから構築するISMSの実現形を具体的に示す重要な情報となる。

3 ISMSと個人情報保護の内部規程等の作成

(1) ISMSが遵守すべき法律として個人情報保護法等を定義

保健医療機関では機微な個人情報を膨大に取り扱っているため、ISMS導入と並行して、個人情報保護法に対応して機関内で制定された個人情報保護方針や関連する規程の見直しが必須となる。

(2) ISMSマニュアルと並行して個人情報保護方針以下を検討

ISMSマニュアルとは組織のISMSの概要を規定した文書で、組織の経営者や職員が活用できるよう記載されている。表2-8に目次例を示す。

表2-8 ISMSマニュアルの目次例

0 まえがき	5 経営陣の責任
1 適用範囲	5.1 経営者のコミットメント
1.1 概要	5.2 資源の運用管理
1.2 適用範囲	5.2.1 資源の提供
1.3 発行管理	5.2.2 教育・訓練、意識向上及び力量
2 適用規格及び引用規格	5.3 責任、権限及びコミュニケーション
2.1 適用規格	5.3.1 責任及び権限
2.2 引用規格	6 内部監査
3 用語及び定義	7 マネジメントレビュー
4 情報セキュリティマネジメントシステム	7.1 一般
4.1 一般要求事項	7.2 レビューへのインプット
4.2 ISMSの確立及び運営管理	7.3 レビューからのアウトプット
4.2.1 ISMSの確立(計画)	8 改善
4.2.2 ISMSの導入及び運用(実行)	8.1 継続的改善
4.2.3 ISMSの監視及び見直し(点検)	8.2 是正処置
4.2.4 ISMSの維持及び改善(処置)	8.3 予防処置
4.3 文書化	
4.3.1 一般	
4.3.2 文書管理	
4.3.3 記録の管理	

QMSでは、ISO9001の4.2.2項の「品質マニュアル」で下記のように要求している。

組織は、次の事項を含む品質マニュアルを作成し、維持すること。
1) 品質マネジメントシステムの適用範囲。除外がある場合にはその詳細と、正当とする理由。
2) 品質マネジメントシステムについて確立された"文書化された手順"、またはそれらを参照できる情報。
3) 品質マネジメントシステムのプロセス間の相互関係に関する記述。

ISMSのISO/IEC27001には、QMSに類似の記述は見当たらないが、同レベルのISMSマニュアルを規準にした運用が一般的に行われており、多くの審査機関では審査員の利便性も考えて、ISMSマニュアルを必須としている。

(3) 詳細規程の策定（個人情報保護関連含む）

ISMSマニュアルにリンクさせた詳細規程を定め、<u>ISMSマニュアル→詳細規程→手順書→各種帳票の順に文書類を策定する</u>。

保健医療分野では、個人情報が事業運営に重要な役割を果たすため、ISMSに並行して個人情報保護方針以下の内部規程を併せて検討する必要がある。特に安全管理規程に関しては、個人情報保護規程とISMS文書の両方から参照されるため、規程の作成に留意しなければならない。

図2-16に内部規程の構成例を示す。

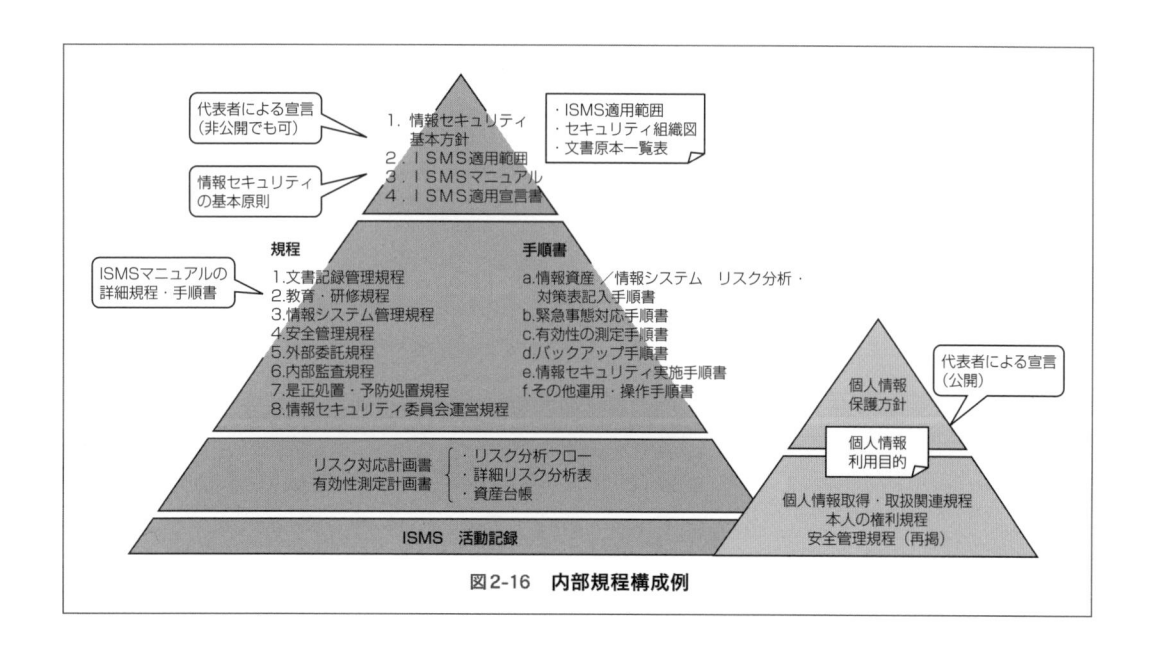

図2-16　内部規程構成例

(4) 運用手順書・操作手順書の作成・見直し

運用手順書や操作手順書に関しては、現行の手順書が存在する場合が多いものの、ISMSマニュアルや個人情報保護に関連する規程にリンクするよう作成・見直しを行う必要がある。

(5) 文書管理規程策定

以上の情報セキュリティ関連の①情報セキュリティ基本方針、②情報セキュリティマニュアル、③情報セキュリティ関連の詳細規程・手順書、④各部門の運用手順書・操作手順書、⑤各種の計画書・リスク分析文書・資産台帳等、個人情報保護関連の①個人情報保護方針、②個人情報保護基本規程、③個人情報保護関連の詳細規程・手順書などを、全体として関連付けるように、文書管理規程を策定して全体を体系付ける。ただし、文書管理規程はある程度の規模の保健医療機関では既存のものがあることが多いので、既存の規程・手順書の活用と整合性の確保に留意することが重要である。

ISMSの確立 ❷／導入・運用 ❸

③ 導入・運用

1 情報セキュリティ・個人情報保護の教育

　経営陣の承認を得て規程が完成し、適用宣言書が制定されると組織内にこれらを発布し、職員全員に対して伝達・教育を行う。これを終えると、ISMSが確立したことになり、いよいよ運用を開始する。

2 ISMSの運用の記録

　ISO/IEC27001［4.2.2］にはISMSの導入・運用に必要な事項が掲げてあり、運用の過程で実施状況の記録を行い、監査のためにエビデンスとしての記録を残す必要がある（表2 - 9）。

表2-9　運用時のエビデンスの取得

実施必須の事項	実施記録について
a. リスク対応計画の策定	経営陣の活動、経営資源の投入、責任体制及び優先順位が適切であったか否かの記録
b. リスク対応計画の実施	リスク対応計画の実施記録 計画通りであったか否かの理由
c. 確立の際に決定した管理目的・管理策の実施	問題なく実施でき、管理目的を果たしたことの記録
d. 管理策の有効性測定の定義と測定実施の規程化	管理策が有効であったか否かを「測定」により実施 本節「3　有効性の測定と見直し」に詳述
e. 教育・訓練のプログラム実施	予定通り実施できたか、受講状況・成績・成果はどうであったかの記録
f. ISMSの運用の管理	ISMSを計画通り過不足なく実施した記録
g. ISMSのための経営資源の管理	経営資源を予定通り確保でき、必要な経営資源を投入した記録、もしくはできなかったときの理由
h. セキュリティインシデントへの対応手順（緊急事態対応手順）の実施	インシデント・アクシデントを迅速に検知でき、対応できた記録と影響の程度の記録

3　有効性の測定と見直し

　ISMSが有効に機能し、継続的に改善していくことは非常に重要なため、ISO/IEC27001ではISMSそのもの及び管理策の有効性を測定するよう要求している。

　図2-17にISO/IEC27001における「有効性」についての記述を掲載する。要求事項を達成するために、有効性の測定手順書を制定し、さまざまなタイミングで有効性を測定して監査を実施する。

---

1. ISMSの有効性（ISMS全体の有効性）

　◆0.2.2 プロセスアプローチ
　　c）そのISMSのパフォーマンス及び有効性を監視し、レビューする。

2. 管理策の有効性

　◆4.2.2 ISMSの導入及び運用
　　d）選択した管理策または一群の管理策の有効性をどのように測定するかを定義し、比較可能で再現可能な結果を生み出すための管理策の有効性のアセスメントを行うために、それらの測定をどのように利用するかを規定する。

3. 教育訓練の有効性

　◆5.2.2 教育・訓練、意識向上及び力量
　　組織は、ISMSに定義された責任を割り当てた要員すべてが、要求された職務を実施する力量を持つことを、次によって確実にしなければならない。
　　c）講じた処置の有効性を評価する。

4. 情報システムに対する監査手続きの有効性

　◆付属書A（規定）管理目的及び管理策
　◆A.15.3 情報システムの監査に対する考慮事項

図2-17　ISO/IEC27001における「有効性」の記述

導入・運用 ❸

図2-18 ISMSの有効性測定の全体

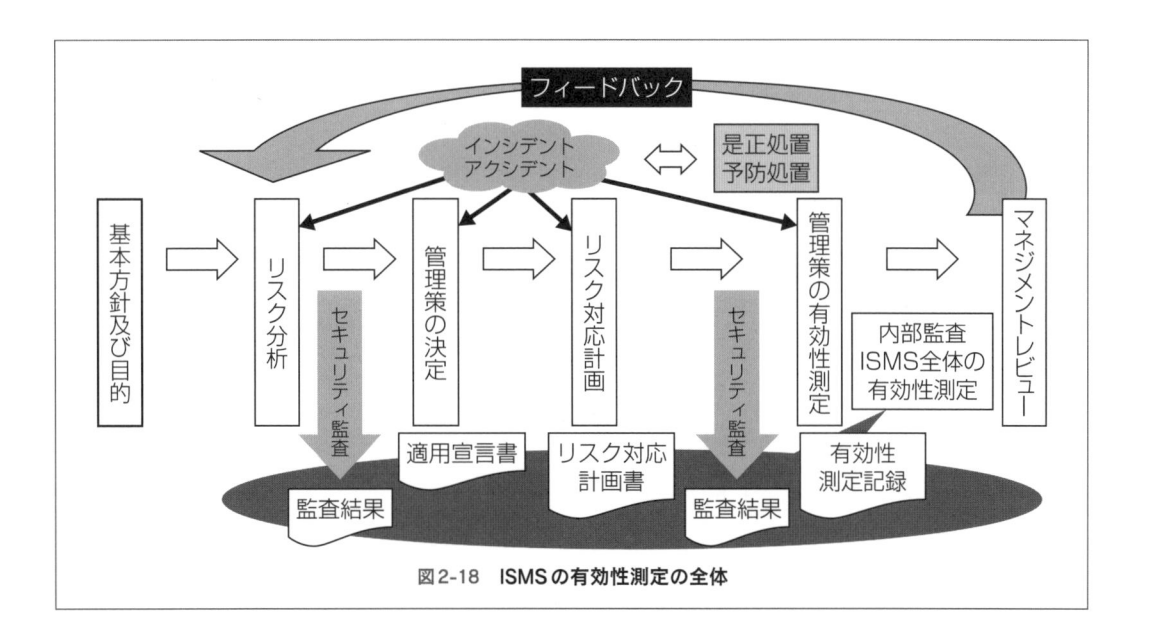

　ISMS及び管理策の有効性の測定は図2-18に図示する。
　有効性についての一連の流れは以下の通りである。

①ISMSの確立の際に測定手順を決定する。
②リスク分析によって決定し、適用宣言書とリスク対応計画書に掲載された管理策を実装する際に有効性を測定する。
③ISMSの運用期間に発生したインシデント・アクシデントに対する是正・予防処置への対応による、計画外の管理策の有効性を測定する。
④内部監査等でISMS全体の有効性を測定する。
⑤マネジメントレビューで有効性についてレビューし、翌年度のリスク分析に反映させる。

　有効性の測定に関するこれら一連の要求事項については、我が国でもISMSユーザ研究会でたびたび検討されてきたが、2009（平成21）年末にISO/IEC27004:測定（Measurement）が制定された。測定に関する具体的な手順が示され、PDCAサイクルにおける測定の入出力については図2-19のように提示されている。

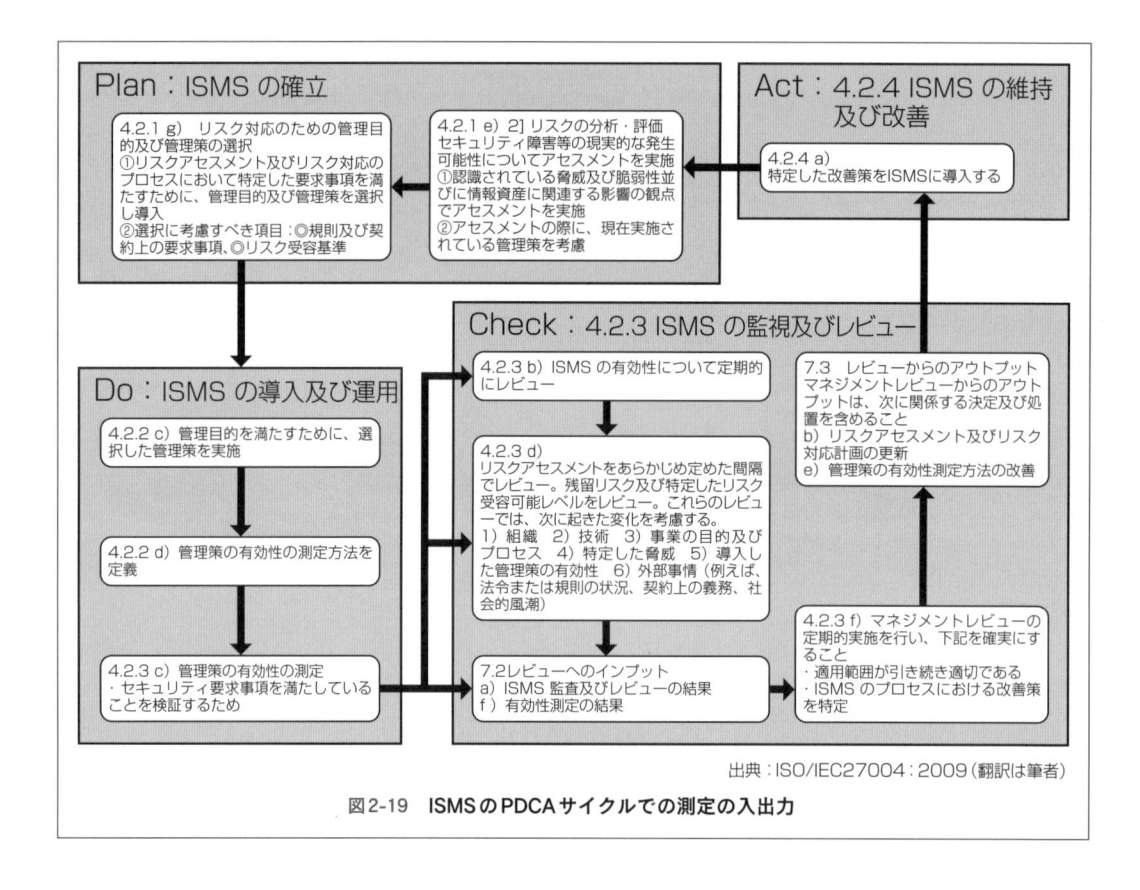

図2-19 ISMSのPDCAサイクルでの測定の入出力

出典：ISO/IEC27004：2009（翻訳は筆者）

　同じく、ISO/IEC27004には、情報セキュリティの測定モデルについても説明されている。図2-20にその概要を示す。

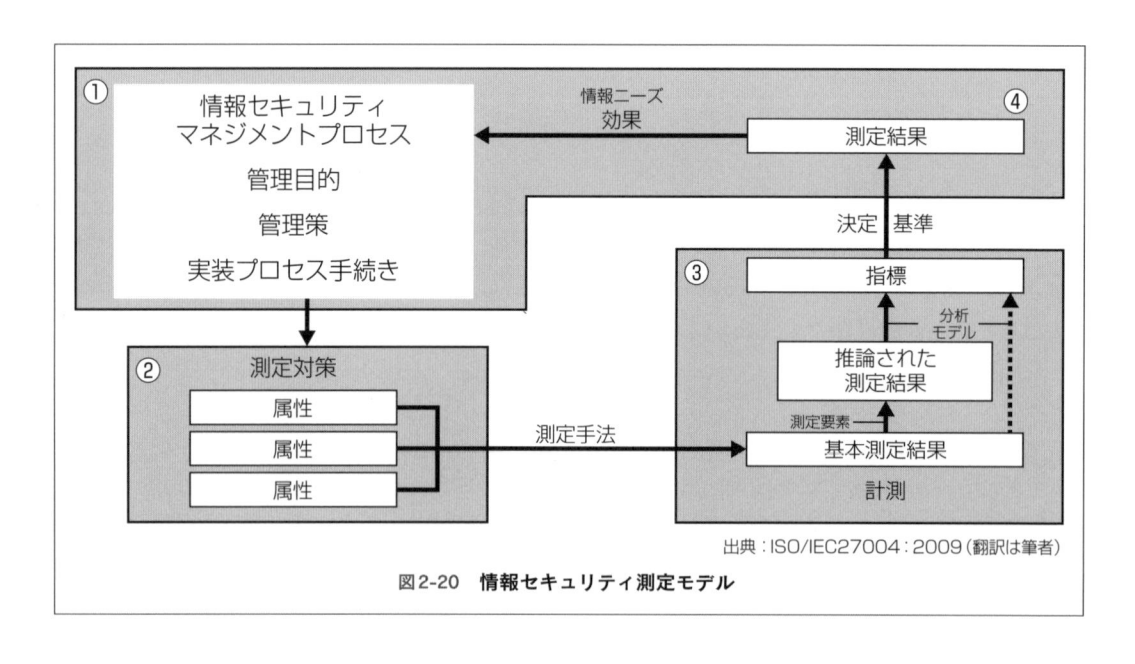

図2-20　情報セキュリティ測定モデル

出典：ISO/IEC27004：2009（翻訳は筆者）

この測定モデルによると次のようになる。

①確立フェーズでは、リスク分析結果により、リスクの管理目的と管理策が設定され、リスク対応計画に則って実装プロセスに入る手続きを行う。
②Do「導入及び運用」フェーズに入ると、各管理策の属性に応じて有効性を測定し、基本測定結果として一旦は測定結果に蓄積する。
③基本測定結果はさまざまな測定要素を基にとりまとめた結果として、指標を抽出する。

例えば、有効性を評価する測定事例を表2-10に示す。

表2-10 部屋の機密情報漏洩防止の管理策例

(a)	個人情報が格納されている部屋に鍵をかける（4月1日）
(b)	鍵を取り付けても運用されないので、部員に教育を行う（6月以降3回）
	この2件を対策した場合
(a)-1	教育受講前（4月1日前）、退出時に鍵をかけた率
(b)-1	教育受講後（6月1日以降）、退出時に鍵をかけた率
(b)-2	及び教育受講率（3回の受講者総数）

（a)-1、(b)-1と(b)-2の3つの基本測定結果とそこから推論される測定結果からある指標を導き出し、「部屋に鍵を取り付ける際には、XX回の教育がなければ有効ではない」という「決定基準」を得る。

④上記の「決定基準」を有効性測定の結果として、以降のISMSのマネジメントに活用することにより、ISMSの管理策の有効性が測定される。

4 監視及びレビュー

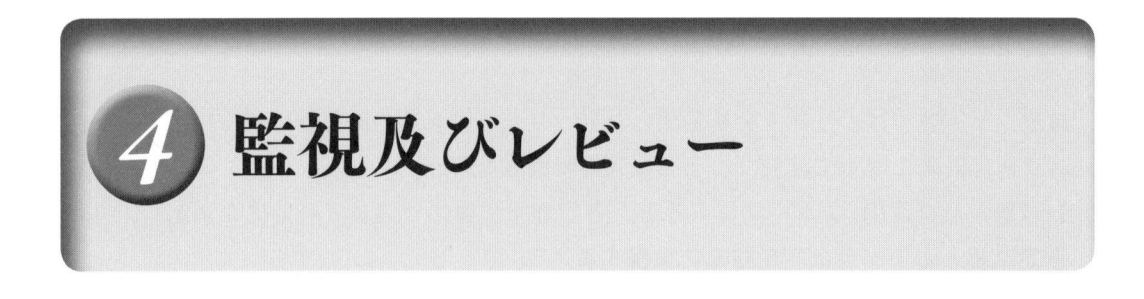

1 監視・見直しのための手順・管理策の実施

これまで、ISMSのPlan「確立」フェーズからDo「導入及び運用」フェーズまでをみてきた。これから図2-21にあるISMSの右下のブロック、すなわちISMSの重要な部分であるCheck「監視及び見直し」フェーズについて説明する。

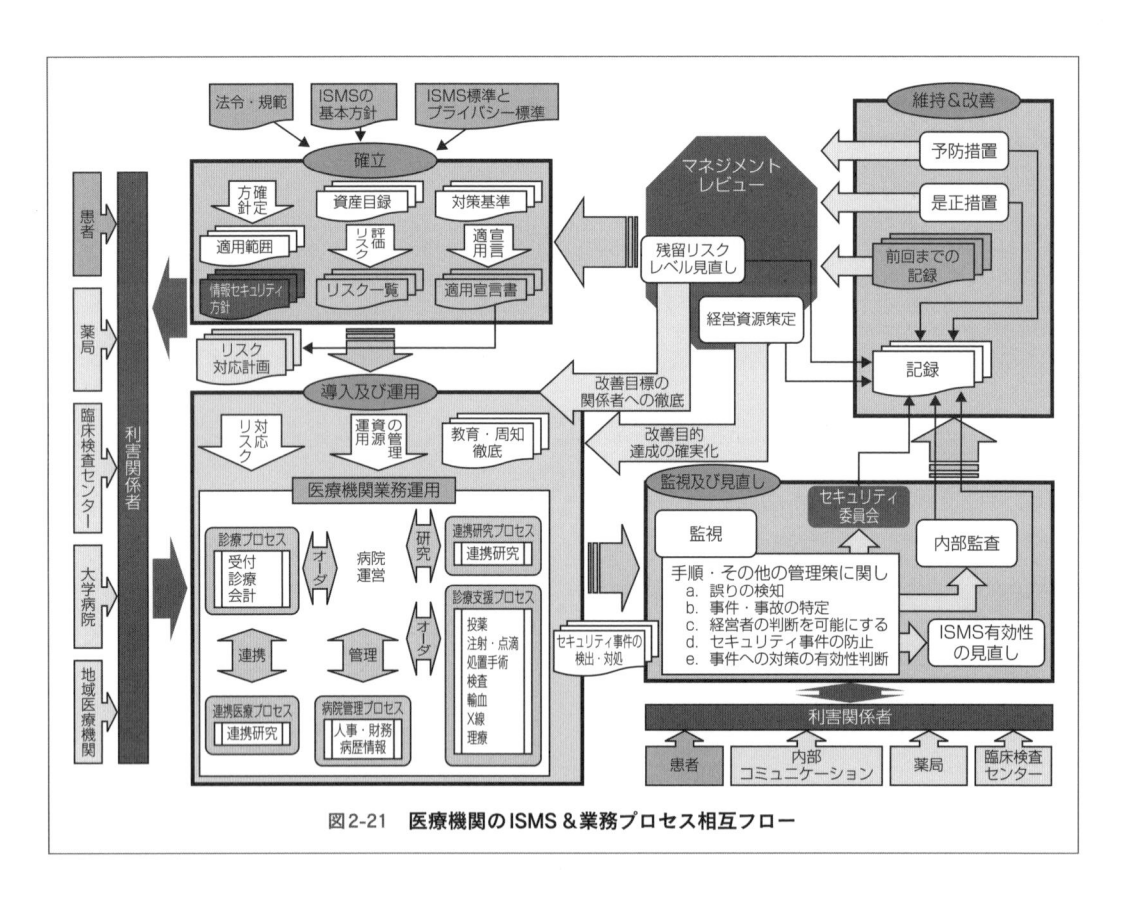

図2-21 医療機関のISMS＆業務プロセス相互フロー

ISMSを導入・運用後、定められた期間の後にISMSの運用状況の監査及びレビューを行う。ISO/IEC27001で要求されていることは図2-22の通りである。

```
┌─────────────────────────────────────────────────────────────┐
│  1. 監視・見直しのための手順・管理策の実施                    │
│  2. ISMSの有効性の定期的な見直し                              │
│  3. 管理策の有効性の測定                                      │
│  4. リスクアセスメントの見直し                                │
│                                                               │
│                   あらかじめ定められた間隔で、残留リスク及び  │
│                   識別された、受容可能なリスク水準の見直し    │
│                                                               │
│  5. 内部監査の定期的な実施                                    │
│  6. マネジメントレビューの定期的な実施                        │
│  7. リスク対応計画の更新                                      │
│  8. ISMSの活動・事象の記録                                    │
└─────────────────────────────────────────────────────────────┘
```

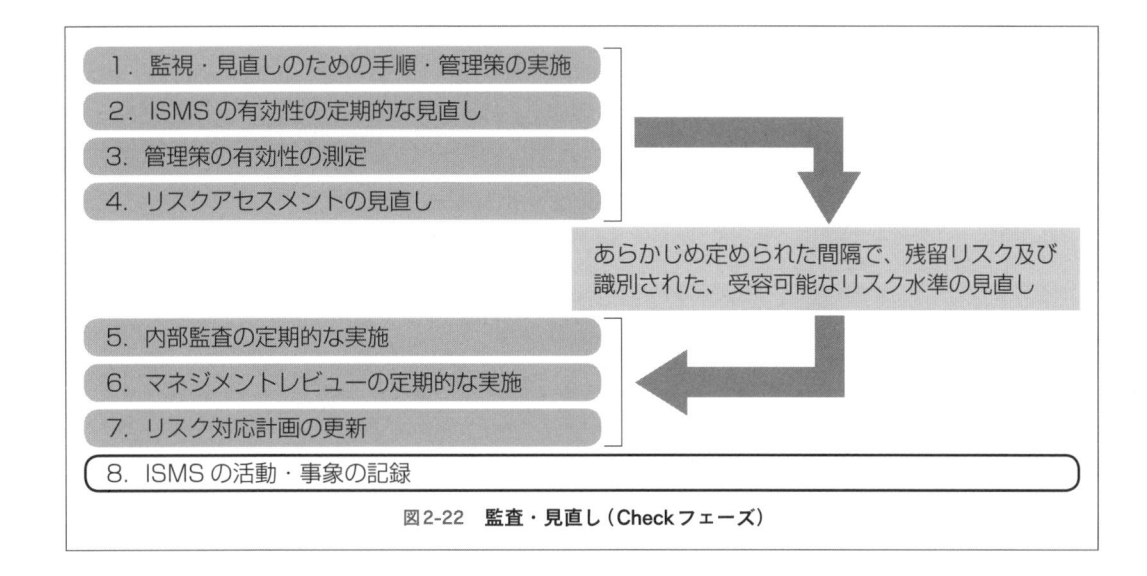

図2-22　監査・見直し（Checkフェーズ）

　ISMSの運用がはじまると、プロセスを監視し、セキュリティ事件を検出し対処する。そうすることで、その手順・その他の管理策に関し、誤りの検知、事件・事故の特定、経営者の判断を可能にし、事件について対策の有効性を判断できるようになる。

　一方、リスク対応計画、教育計画に則った管理策を実施する。さらに、先に述べたように、ISMSの有効性とリスクアセスメントの定期的な見直しを行う。

　管理策の有効性の測定は「有効性測定手順書」に則って行い、リスクアセスメントの手法、特に残留リスクと受容基準を経営者が見直す。

　重要なことは、これらのISMSの活動・事象を確実に記録に残す仕掛けをつくることである。

2　定期的な内部監査と不適合の指摘

　内部監査とは保健医療機関内部で運用状況の監査を行うことであり、一般には職員のうちから内部監査責任者、及び内部監査員を選出・育成する。内部での監査が困難な場合は、外部に委託することも可能であるが、継続的に改善するためには、内部の職員が監査を行い、その状況を勘案して適切な提案を行うことが望まれる。以下に、内部職員による監査を前提にして、手順を説明する。内部監査に関するISO/IEC27001の要求事項は**表2-11**の通りである。

表2-11　ISO/IEC27001による監査への要求事項

> 6　ISMS内部監査
> 組織は、そのISMSの管理目的、管理策、プロセス及び手順について、次の事項を判断するために、あらかじめ定めた間隔でISMS内部監査を実施しなければならない。
> a）　この規格及び関連する法令または規制の要求事項に適合しているかどうか。
> b）　特定された情報セキュリティ要求事項に適合しているかどうか。
> c）　有効に実施され、維持されているかどうか。
> d）　期待したように実施されているかどうか。

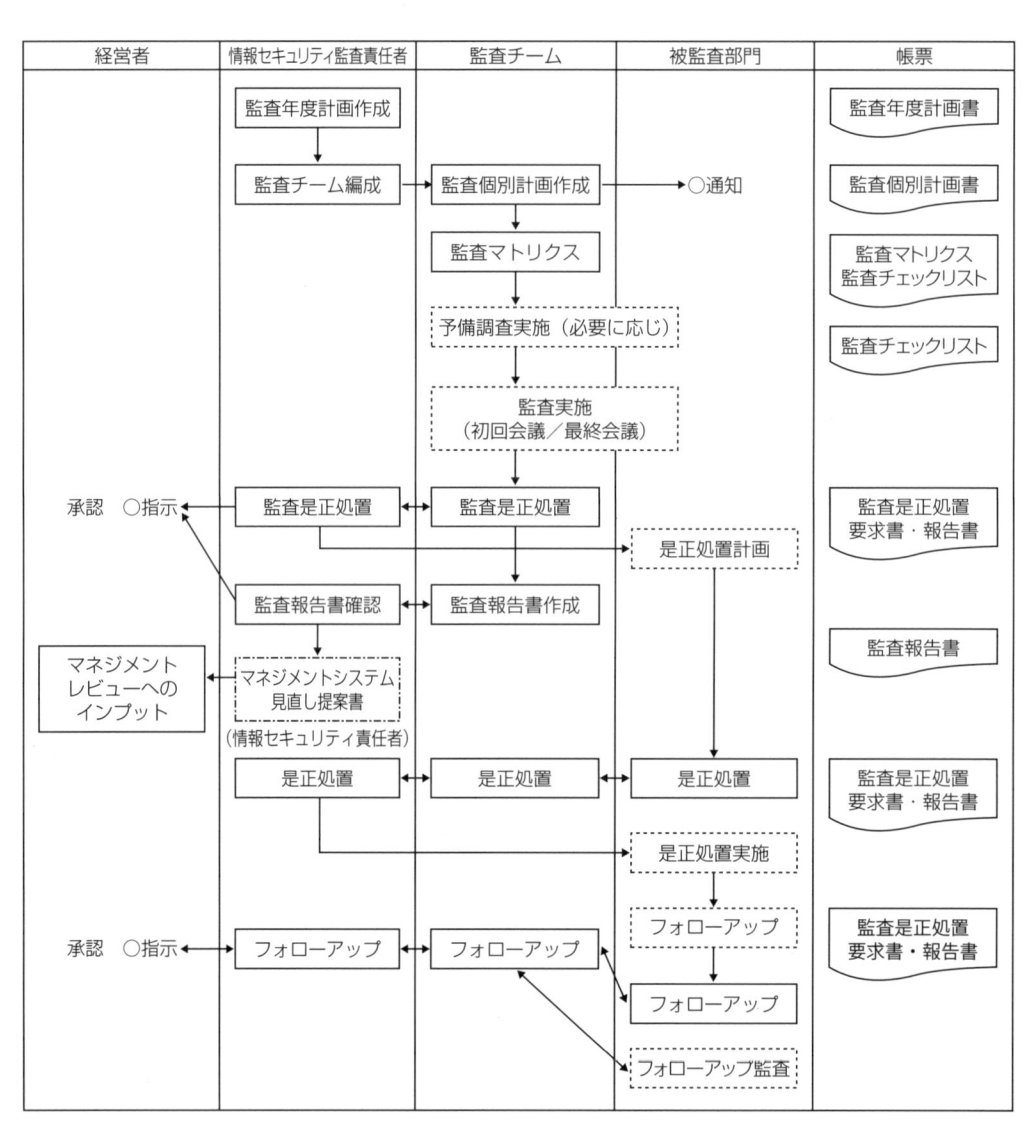

経営者	情報セキュリティ監査責任者	監査チーム	被監査部門	帳票
		監査年度計画作成		監査年度計画書
	監査チーム編成	監査個別計画作成 → ○通知		監査個別計画書
		監査マトリクス		監査マトリクス／監査チェックリスト
		予備調査実施（必要に応じ）		監査チェックリスト
		監査実施（初回会議／最終会議）		
承認　○指示←	監査是正処置	監査是正処置	是正処置計画	監査是正処置要求書・報告書
	監査報告書確認	監査報告書作成		監査報告書
マネジメントレビューへのインプット	マネジメントシステム見直し提案書（情報セキュリティ責任者）			
	是正処置	是正処置	是正処置	監査是正処置要求書・報告書
			是正処置実施	
承認　○指示←	フォローアップ	フォローアップ	フォローアップ	監査是正処置要求書・報告書
			フォローアップ	
			フォローアップ監査	

図2-23　内部監査の一般的手順

監査の手法についての国際規格として、ISO 19011：2003「品質及び／又は環境マネジメントシステム監査のための指針」（2011年4月を目途に品質・環境のみでなくすべてのマネジメントシステムを対象にするように改訂を検討中）がある。この規格は現在でもISO9001（品質マネジメントシステム）、ISO14011（環境マネジメントシステム）ばかりでなく、ISMS（情報セキュリティマネジメントシステム）からも共通的に参照されている、マネジメントシステムをサポートする重要な規格である。「ISO 19011：2003：監査のための指針」には、監査の定義として「監査基準が満たされている程度を判定するために、監査証拠を収集し、それを客観的に評価するための体系的で、独立し、文書化されたプロセス」と記されており、筆者はこれらを満たすために図2-23を標準の監査の手順として奨めている。

(1) 監査責任者の任命

経営者が監査責任者[*5]に内部監査の実施を命じることは多いが、ISO/IEC27001は規格上、監査責任者が必須とされているわけではない。ISO/IEC27001では範囲が事業者全体とは限らないため、経営者による監査責任者の指名が必要とされないからであろう。しかし、保健医療機関でISMSを行おうとすれば、最も重要な個人情報の扱いについて避けることはできないため、情報セキュリティの内部監査を行う際にもJIS Q 15001にならって監査責任者を任命すべきである。

(2) 内部監査チームの編成と監査個別計画の策定

監査責任者は経営者の命を受けて内部監査チームを編成し、今回の内部監査の方針を決定するとともに内部監査計画を立案する。内部監査員は誰でもよいわけではなく、内部監査員の力量を事前に決めておき、それに適った者のなかから必要な人数を選び、そこからリーダを選定する。当初は、内部監査に熟達した内部監査員を必要数確保することが困難なため、監査の都度、内部監査員教育をくり返し実施して監査員の質の向上を図る。また、特に保健医療機関では、QMSやEMS等マネジメントシステムの導入経験がない機関がほとんどで、被監査組織の部門長等も内部監査を受けたことがないため、被監査組織の管理者も監査を受けるための教育を行い、育成する必要がある。さらに、内部監査を機関内の内部監査員の相互監査で行う場合、自部門の組織を内部監査してはならない。

これらを勘案して、今回の内部監査個別計画の決定にあたる。一般には、監査チームのリーダが被監査部門の長と日程を調整し、実施日時と今回の監査要領を伝える。

内部監査は導入・運用開始前、あるいは年度初めに監査の年度計画で計画されており、内部監査個別計画策定も原則としてそれに沿って行う。

[*5] 監査責任者：JIS Q 15001では「事業者の代表者によって、指名されたものであって、公平、且つ、客観的な立場にあり、監査の実施及び運用に関する責任を持つ者」として選任が必須とされている。JIS Q 15001が依拠する個人情報保護法では個人情報保護は事業者の責務とされているので、個人情報保護をマネジメントするには事業者が個人情報保護責任者とともに、別途監査責任者を任命する必要がある。

(3) 監査チームによる監査の事前準備

　内部監査の日程が定まると、監査者側は被監査部門の手順書等を入手し、場合によっては事前の予備調査や過去の問題点等のレビューを行い、監査マトリクスやチェックリストを作成する。チェックリストについては、事前に被監査部門に自己チェックを行ってもらってから、対面での内部監査を実施するケースも多い。

　内部監査員が監査チェックリストをつくる際は、ISMSに関する各専門の規程類を熟読する必要があり、それによって被監査者側の状況を理解できる。また、一般に保健医療機関は専門性が高いため、他部門の業務を知らないことが多いが、内部監査により他専門の業務状況の理解を得られる。当該機関への帰属意識を高めるためにも内部監査制度は有用である。

(4) 監査チームによる監査の実施と是正処置・予防処置の指摘

　準備ができたら、いよいよ内部監査チームによる実地の監査がはじまる。ISO19011によるその一般的手順は以下の通りである。

①<u>監査基準</u>はISO/IEC27001及び機関の内部規程。
②<u>監査証拠の収集</u>とは、Do「導入及び運用」フェーズの際に残すべき記録の有無と記載事項を確認することである。
③<u>客観的</u>に評価するために、内部監査員は出身部門の監査を行わない。
④<u>体系的</u>に行うために、内部監査規程、是正・予防処置規程等を定めている。
⑤<u>独立</u>した監査体制を組むために、内部監査責任者を指名し、情報セキュリティ責任者から独立させて監査を行っている。

　以上を前提にして、内部監査責任者と内部監査チームが行うべきことは下記の4点である。

①適合性を証明する客観的証拠の把握、そのための監査証拠となる実施記録を確認する。
②被監査部門との監査基準からの不適合の確認を行う。
③内部監査員が客観的に評価し、不適合の場合は是正・予防処置規程にしたがって是正処置要求書を作成する。
④必要に応じて是正処置のフォローアップ監査を行う。

（5）内部監査員に求められる特質と内部監査の目標

　内部監査は一種の技能であり、機関・組織全体としては一朝一夕には完成しない。監査に必要な能力を身につけるには、実地の監査体験と日常業務を通じた同僚・上司とのやりとりの訓練が重要である。「ISO19011：監査のための指針」には、監査員に必要な資質として、個人的特質、監査テクニック、態度・心構え等をあげているし、内部監査員には実務経験やマネジメントセンスの側面も必要である。たとえ不適合であっても、それをあげつらい、非難する等により無用の摩擦を招くことは機関の経営上不都合である。適切な内部監査員の人選を行うとともに、表2-12に記載したような監査員の個人的特質を身につけられる育成を行うべきである。

表2-12　監査員の個人的特質

1. 倫理的（公正である、信用できる、誠実である、正直である、分別がある）
2. 広い心（別な考え方、または視点を進んで考慮する）
3. 外交的（人と上手に接する）
4. 観察力（物理的な周囲の状況、活動を積極的に意識する）
5. 鋭い知覚（状況を直感的に認知し、理解できる）
6. 適応性（異なる状況に容易に適合）
7. 粘り強い（根気があり、目的の達成に集中）
8. 決断力（論理的な思考及び分析に基づき、時宜を得た結論に到達）
9. 自立的（他人と効果的なやりとりをしながらも独立して行動し役割を果たす）

出典：ISO19011

　内部監査は受ける側の姿勢も重要である。監査する側・される側の双方が努力すれば、組織のマネジメントを向上させることができる。

　内部監査における「適合」と「有効性」について、内部監査員も被監査側もよく理解する必要がある。

　マネジメントシステムの構築直後は、まず適合性を監査することとなる。すなわち、ある基準に対して、適合しているのか不適合なのか、皆が設定されたルールを守っているのかどうかが重要である。

　しかし、何回か内部監査や第三者審査を体験して成熟期になると、有効性重視の監査が必要となる。ある事項が有効なのかどうか、計画を実行した結果、本来何をしたかったのか、何を期待していたのか、それが達成されているか、すなわち（機関の経営に）役立っているのかどうかが重要となる。なるべく早く有効性の方へむかうこと、むかわせるようにしむけることが「正しいマネジメントが行われている」ということになる。

　換言すれば、「決められたルールを守っている（守らせている）」ことから、「よりよいルールを創造していく」ことが求められているのである。

3 マネジメントレビューを定期的に実施

「経営陣は、組織のISMSが引き続き適切であり、妥当であり、かつ、有効であることを確実にするために、あらかじめ定めた間隔（少なくとも年1回）で、ISMSをレビューしなければならない」（JIS Q 27001 7.1）とされている。また、そのインプットとアウトプットは図2-24のように定められている。マネジメントレビューは、ISMSに対して、経営者の関与による改善の機会であり、かつ、変更の必要性を評価できる機会である。

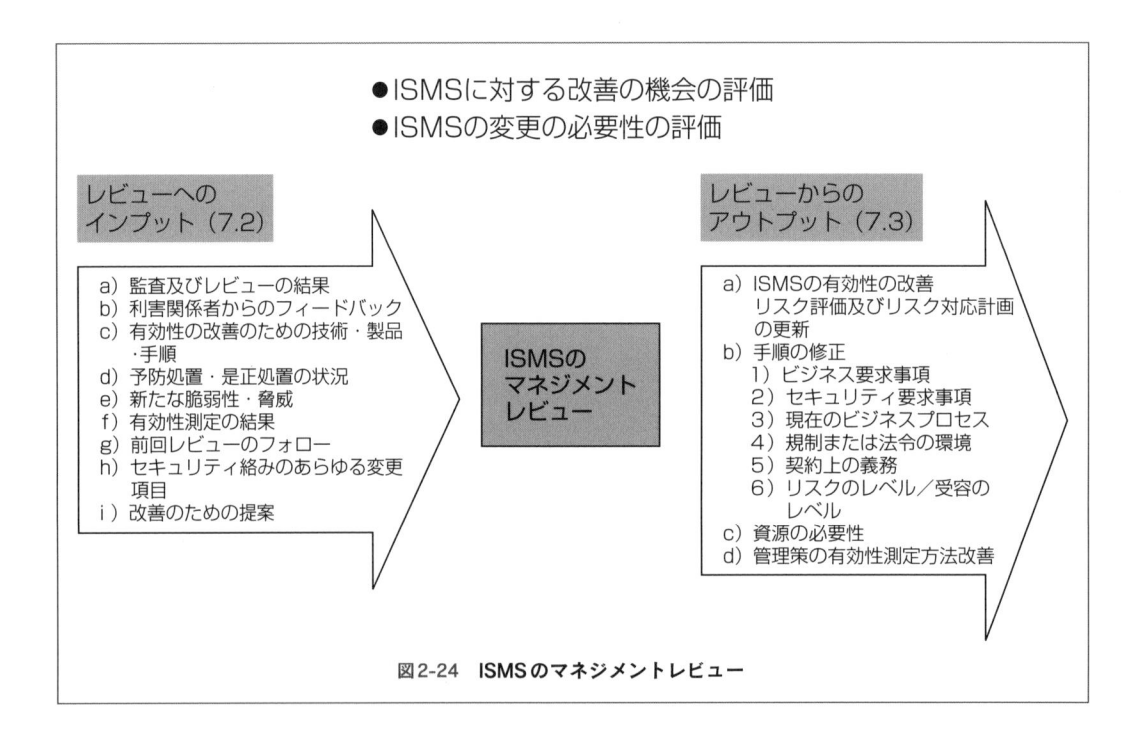

```
●ISMSに対する改善の機会の評価
●ISMSの変更の必要性の評価
```

レビューへのインプット（7.2）

a) 監査及びレビューの結果
b) 利害関係者からのフィードバック
c) 有効性の改善のための技術・製品・手順
d) 予防処置・是正処置の状況
e) 新たな脆弱性・脅威
f) 有効性測定の結果
g) 前回レビューのフォロー
h) セキュリティ絡みのあらゆる変更項目
i) 改善のための提案

→ ISMSのマネジメントレビュー →

レビューからのアウトプット（7.3）

a) ISMSの有効性の改善
　リスク評価及びリスク対応計画の更新
b) 手順の修正
　1) ビジネス要求事項
　2) セキュリティ要求事項
　3) 現在のビジネスプロセス
　4) 規制または法令の環境
　5) 契約上の義務
　6) リスクのレベル／受容のレベル
c) 資源の必要性
d) 管理策の有効性測定方法改善

図2-24　ISMSのマネジメントレビュー

ISMSは、情報セキュリティに関する説明責任を含む社会的責任を果たし、事業・業務上のリスクに対して組織としてのガバナンスを行う仕組みである。したがって、経営者の明確な支持が必須となる。マネジメントレビュー以外に経営者が関わるべき項目は図2-25の通りである。

5.1 経営者のコミットメント	a）基本方針の確立 b）セキュリティ目標の確立及び計画の遂行 c）組織の役割・責任の確立 d）組織にセキュリティ目的と基本方針に適合することの重要性、順法の責任、継続的改善の必要性を伝達 e）ISMS構築・導入・運用のための資源の提出 f）リスクの受容レベルの決定 g）「マネジメントレビュー」の実施	
5.2 5.2.1 資源の運用管理 （必要な資源を決定し提供）	a）ISMSの確立・導入・運用・維持 b）手順がビジネス要求事項を満たすこと c）法令・規制上の要求事項の明確化 d）セキュリティの維持 e）見直した結果の措置の実施 f）ISMSの有効性の確認	
5.2.2 教育・訓練・認識及び 力量の確保	a）ISMS関連要員の力量の決定 b）要員の教育・訓練（または雇用）の実施 c）教育等の有効性の評価 d）教育・訓練・技能・経験・資格の記録の維持	

出典：ISO/IEC27001 5

図2-25　経営者の責任

5 維持・改善

1 ISMSの維持と継続的改善と是正処置・予防処置

　ISMSを継続的に改善（Act）していくために、「組織は、情報セキュリティの基本方針及び目的、監査結果、監視した事象の分析、是正及び予防の処置、並びにマネジメントレビューを利用して、ISMSの有効性を継続的に改善しなければならない」（ISO/IEC27001 8.1）とされている。そのためには、以下の是正処置と予防処置を適切に行うことが求められる。

(1) 是正処置の実施条件

①当該事業においてトラブルもしくは利害関係者の苦情が発生した場合。
②当該事業の情報処理システム等に関わるトラブルが発生した場合。
③内部監査で明らかになり、かつ合意した不適合。
④外部審査機関の審査で明らかになり、かつ合意した不適合。

(2) 予防処置の実施条件

①是正処置対象条件で水平展開を図る場合。
②利害関係者からのクレーム情報でその対応、工程等に影響を与える場合。
③新聞・雑誌等の自機関及び他機関へのクレーム記事で利害関係者対応、工程等に影響を与える場合。
④情報セキュリティ上の「リスク環境の変化」「法令等の改正」等が発生する場合。

　特に内部監査との兼ね合いだけではなく、運用時の緊急事態等のトラブルへの対応により、これまでの運用等を是正する必要がある場合に注目しなければならない。それゆえに、セキュリティ事件への適切な検出と対処が極めて重要である。
　マネジメントシステムの有効性の改善を監査で測定し、計画した通りに達成されたか、その結果がハッピーであったか（期待通りであったか）について確認する。
　それは、大幅に改善していなくても、前より少しでも改善がみられればよしとする。なぜならば、最高を狙うとすぐに天井がみえて改善が進まなくなるからである。じっくりと

腰をすえ、長い目で見守るべきである。

なお、情報セキュリティに関するOECD 9原則への適合は、これまでのISO/IEC27001のPlan/Do/Check/Actの各フェーズにおいて図2-26のような対応になっている。

	OECD 9原則	ISO/IEC27001
1	認識	Do
2	責任	Do
3	対応	Check
4	倫理	
5	民主主義	
6	リスクアセスメント	Plan
7	セキュリティの設計及び実装	Plan/Do
8	セキュリティマネジメント：	全フェーズ
9	再評価	Check/Plan

(注：倫理・民主主義の2つの原則は対応していない)

図2-26　OECD 9原則及びISO/IEC27001との対応

ISMSの導入により、組織はOECD 9原則に適合し、情報セキュリティを適切にマネジメントする体制を実現できるようになる。

第3章
保健医療分野でのISMS構築・認証取得の現状

1 ISMS制度の現状
2 ISMS認証取得の目的とメリット
3 ISMSとPMSの認証制度の比較
4 関連する規範
5 ISMSと他のマネジメントシステムの統合

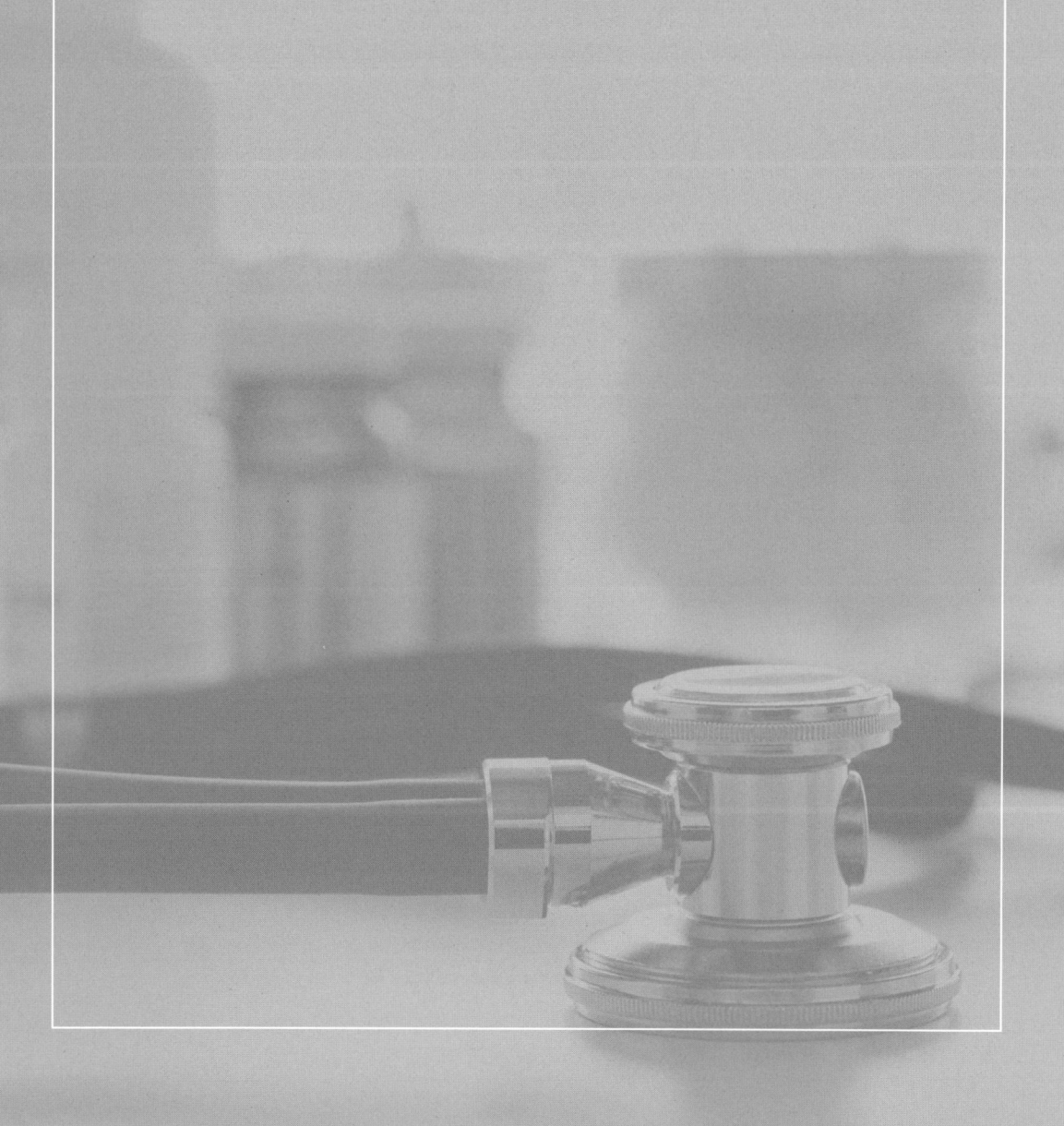

1 ISMS制度の現状

　前述のように、ISMSは英国標準から2005(平成17)年に国際標準化の道を経て、今日の形を形成してきた。日本では、財団法人日本情報処理開発協会[*1](JIPDEC)が認定機関としてISMSの認証を行っており、一般分野全体で認証取得組織は3,000サイトを越えている。これは世界のISMS市場の半数を超えており、日本はいわばISMS大国である。

　個人情報保護法施行により、個人情報の安全管理の観点から、保健医療分野でも、PマークやISMS認証取得を目指す組織が委託業務受注のための健診機関・臨床検査センターを中心に増加してきた。しかし、プライバシーマーク取得の医療機関・健診機関が約150か所程度に比べて、ISMS取得機関は数か所しかない。これは、ISMSの規格(ISO/IEC27001)に抽象的な記述が多く、比較的ハードルが高いと敬遠されているためであろう。JIPDECでは2008(平成20)年5月末に「医療機関向けISMSユーザーズガイド」を発表した。保健医療分野に関わる多くのガイドラインとの整合性の課題もあり、保健医療機関が安全にISMS認証を取得するためには、その分野に実績のあるコンサルタントの協力が望ましい。

　保健医療関連機関のISMS市場の現況についてJIPDECのホームページ(http://www.isms.jipdec.jp/lst/ind/index.html)を調査したところ、健診機関が7か所、医療機関が3か所、臨床検査センターが4か所検索された。3,000サイトの国内の一般分野の認証取得組織の数とは大きく隔たっている。

---

*1　財団法人日本適合性認定協会(JAB)も2006(平成18)年より認定機関になった。

2 ISMS認証取得の目的とメリット

1 保健医療機関におけるISMS認証取得の必要性

　個人情報保護法により、個人情報を取り扱う組織は個人情報の安全管理を義務付けられることになった。企業等における個人情報の安全管理義務は委託先にも及ぶため、労働安全衛生法や後期高齢者医療法により、従業員・住民の健診を委託している企業・団体は、機微な個人情報の適切な安全管理を行う健診機関を選定して適切な契約を結び、定期的・随時に監査・監督を行うよう求められる。プライバシーマーク取得企業は10,000社、ISMS取得は3,000社を越しており、これらの企業は委託先として適切な健診機関を選定したことを従業員（個人情報の本人）に説明する責任を負っている。このようなことから、健診機関の側でも、機微な個人情報を安全に取り扱っていると第三者機関に認められること（プライバシーマーク・ISMS認証の取得）が健診業務の受注に重要な要件となる（図3-1）。

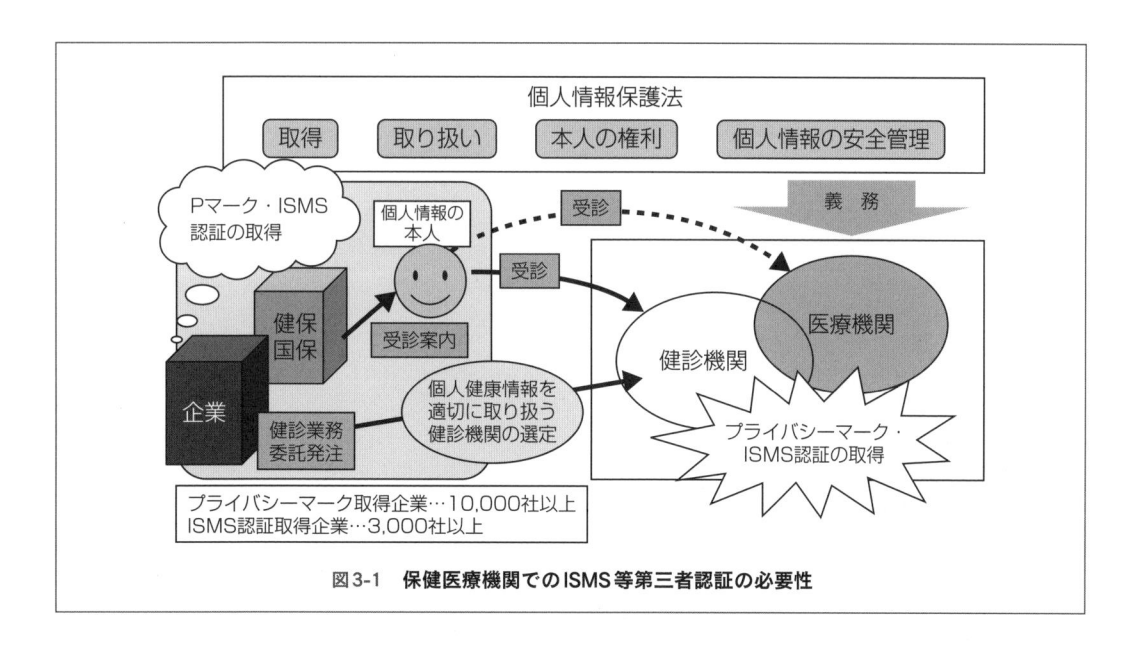

図3-1　保健医療機関でのISMS等第三者認証の必要性

　なお、経済産業省のガイドライン[*2]等では、個人情報の取り扱いに関して、プライバシー

マークのための規格（JIS Q 15001）とISMS認証規格（ISO/IEC27001）を参考規格にするとされている。

　一方、医療機関においては、個人情報の本人である個人が、自らの病気を治してくれる病院・医師を自らの責任で選んで受診する。「医療情報システムの安全管理に関するガイドライン」（略称：「安全管理ガイドライン」）によると、医療機関に対し、個人健康情報システムの通常運用時・事故発生時・委託／提供する場合の各々について、患者等の個人情報を十分に保護していることを、適切に説明する責任が発生すること、そしてそのために、ISMSレベルにまでリスク分析を実施する」こと、さらにマネジメントシステムに基づきPDCA（Plan、Do、Check、Act）の各フェーズを適切に運用することが求められている。

　それにも関わらず、医療機関は健診機関と異なり、プライバシーマーク・ISMS等の第三者認証取得の手間・コストがかかるために特段のモチベーションが働きにくくなる。

　ISMSにはISO9001と同じように「認証範囲」（SCOPE）という考え方があり、例えば電算室のみ認証を取得する例も多い。しかし、保健医療機関の場合、極めて機微な個人情報を扱っているため、個人情報保護法に「個人情報の安全管理を担保する」と記載されているように、組織全体でISMS認証を取得すべきである。また、健診機関の場合は「個人健康情報を取り扱う組織」という観点から、移動する先の健診現場を含めて、組織全体でISMSを取得すべきである。

　さらに、保健医療の現場ではX線画像等が情報化・デジタル化されつつある現在、その部分の情報セキュリティマネジメント手法についても検討する必要がある。また、先にも述べたように（第2章2節「3　ISMSと個人情報保護の内部規程の作成」）、ISMSに基づく「情報セキュリティ方針」だけではなく、「個人情報保護方針」を公開して取得・利用・提供・本人の権利（開示・苦情相談等）に関わる最低限必要な規程は揃える必要がある。

2　連携医療におけるISMSの重要性

　近年は、医療機関がさまざまな動機から、健康情報の連携を志向する動きがある。我が国における保健医療分野の活動には、常に安全管理ガイドラインを遵守するよう要求されている。保健医療機関が健康情報活用のために連携を行う際にも、参加メンバーが安全管理ガイドラインに適合し、かつ情報セキュリティをマネジメントするための手法として、

---

*2　「個人情報の保護に関する法律についての経済産業分野を対象とするガイドライン：2008（平成20）年2月」（抜粋）
　5．個人情報取扱事業者がその義務等を適切かつ有効に履行するために参考となる事項・規格
　（中略）その体制の整備に当たっては、日本工業規格 JIS Q 15001「個人情報保護マネジメントシステム—要求事項」を、個人データの安全管理措置の実施に当たっては、日本工業規格 JIS X 5070「セキュリティ技術—情報技術セキュリティの評価基準」、日本工業規格 JIS Q 27001「情報技術—セキュリティ技術—情報セキュリティマネジメントシステム—要求事項」、日本工業規格 JIS Q 27002「情報技術—セキュリティ技術—情報セキュリティマネジメントの実践のための規範」、CRYPTREC（暗号技術評価プロジェクト）の「電子政府推奨暗号リスト」、ISO/IEC 18033「暗号アルゴリズム国際規格」等を、個人データの安全管理措置の実施状況の確認に当たっては、経済産業省の「情報セキュリティ監査制度」を、それぞれ参考にすることができる。

ISMSは非常に有効である。このような連携の事例として以下があげられる。

①診療所・地域の中核病院・大学病院・専門病院を結ぶ地域連携医療。
②産業保健活動のための健診機関・企業の健康管理部門／企業経営者／産業医・産業保健推進センター・大学病院等の組織間の情報連携。
③臨床研究や疫学研究の大学・研究機関と一般の診療所・健診機関等との共同研究のための情報連携。

　具体的には第4章で詳しく述べる。
　ISMSの特長は、その適用範囲（Scope）を自由に選定できるところにある。例えば、地域医療連携に活用するのであれば、複数の医療機関をまたぐ範囲とする一方で、各医療機関の全業務を範囲とするのではなく、「地域医療連携に直接関わる部分」のみに限定することが実際的で、監査の方法も必ずしも第三者監査ではなく、地域医療連携コンソーシアムの主催者による二者監査（コンソーシアム全体を組織とみると、これは内部監査といえる）も1つの選択肢である。

3 ISMSとPMSの認証制度の比較

1 これまでの両制度の経緯

　参考までに、保健医療分野におけるISMS（情報セキュリティマネジメントシステム）とPMS（個人情報保護マネジメントシステム）の認証制度についての相違を述べる。

(1) 保健医療福祉分野のプライバシーマーク

　欧州で1995（平成7）年に個人情報保護に関するEU-Derectiveが制定され、OECDの8原則（1980＜昭和55＞年制定）等に基づいた個人情報保護を遵守しない企業・機関は欧州内での個人情報に関わる活動を制約されることになった。通産省（当時）は1998（平成10）年にプライバシーマーク制度を創設してJIS Q 15001：1999を制定し、JIPDECがそのプライバシーマーク制度の運用を行うことになった。当初、認証取得機関は10件程度と極めて少なかったが、2005（平成17）年の個人情報保護法の全面施行に伴い急激に増加した。JIS Q 15001は2006（平成18）年に個人情報保護法への対応から大幅に改訂された。プライバシーマーク取得事業者件数は、2010（平成22）年4月時点で11,000件を超えている。

　認定機関はJIPDECであるが、2003（平成15）年より、保健医療福祉分野は財団法人医療情報システム開発センター（MEDIS-DC）が指定機関として認証審査業務を代行している。

　保健医療福祉分野のプライバシーマーク制度は、基本的に一般事業者のプライバシーマーク制度と同様だが、JIS Q 15001に準じてMEDIS-DCにより策定された保健医療福祉分野のプライバシーマーク認定指針に適合しなければならない。この認定指針は適宜改訂されるため、MEDIS-DCの保健医療福祉分野のプライバシーマーク制度に関するホームページ（http://privacy.medis.jp/）を参照されたい。

(2) 情報セキュリティマネジメントシステム（ISMS）

　2002（平成14）年4月に、英国規格であるBS7799をベースとして、JIPDECで世界的にも極めて早期にISMS認証制度が発足した。2003（平成15）年1月に改訂されたBS7799：Part2に対応して、ISMS改訂版Ver2.0を「認定指針」として発表し、ISO/

IEC17799：2000をJIS化（JIS X 5080：2002）してISMSの詳細管理策とし、同年4月よりVer2.0での認証を開始した。

BS7799（Part1：ISO/IEC17799、Part2：ISO/IEC27001）が2005（平成17）年に国際規格化されたために、それに対応してJIS化が行われ（2006年5月：JIS Q 27001、JIS Q 27002）、2006（平成18）年11月に認定指針をJIS Q 27001に変更し、現在にいたっている。

ISMSは、ISOの他のQMS（品質マネジメントシステム：ISO9001）やEMS（環境マネジメントシステム：ISO14001）と同じく、複数の認証機関が審査し、JIPDECが認定する。

JIPDECのホームページ（http://www.isms.jipdec.jp/lst/ind/index.html）に認証取得組織の数が掲載されているが、2010（平成22）年4月9日時点で3,474件となっている。2005（平成17）年頃から年間取得件数は急増している。

ISMSでは2005（平成17）年に、保健医療機関特有の認定指針である「医療機関向けISMSユーザーズガイド」（http://www.isms.jipdec.jp/doc/JIP-ISMS114-21.pdf）が制定されている。

実際には、審査業務の運用が認証機関に委ねられており、安全管理ガイドラインやISMSの参照規格の最新版への対応は不明確である。一方、安全管理ガイドラインが主たる対象とする分野は医療機関で、関連する法律は医療法・医師法である一方、健診機関が主に依拠する法律は労働安全衛生法等であることから、機関の状況によるガイドラインの読み替えが必要である。

2 ISMSとPMSの範囲

PMSが個人情報のみを取り扱うのに対して、ISMSはすべての情報のセキュリティを対象として取り扱う。例えば、在庫管理システムや入出金管理システム等の非個人情報の情報セキュリティも対象である（図3-2）。

一方PMSでは、情報処理のみに限らず、個人情報の取得時の同意や利用及び提供、そして開示個人情報の本人等への開示にいたる部分も規定化されている。特に、個人情報保護法対応の、個人情報の取得にかかわる同意獲得、個人情報の開示請求にかかわる一連の処置は、ISMSの範囲とは異なるので、ISMSでは「法的要求事項への適合」の考え方でとらえるべきである。また、ISMSでもPMSでも、情報処理システムだけではなく、外部委託や要員管理等の非情報処理部分の管理もその範囲とされている。

ISO/IEC27001（ISMS）とJIS Q 15001（PMS）の比較においては、PMSが「範囲」（Scope）という考え方をとっていないため、基本的に事業者単位での認証しかできないのに対して、ISMSは組織の一部でも認証可能で、徐々に範囲を拡大していく等のステップアップが可能である。審査の頻度は、PMSでは2年に一度だが、ISMSでは毎年のフォローアップ審

図3-2 ISMSとPMSの範囲

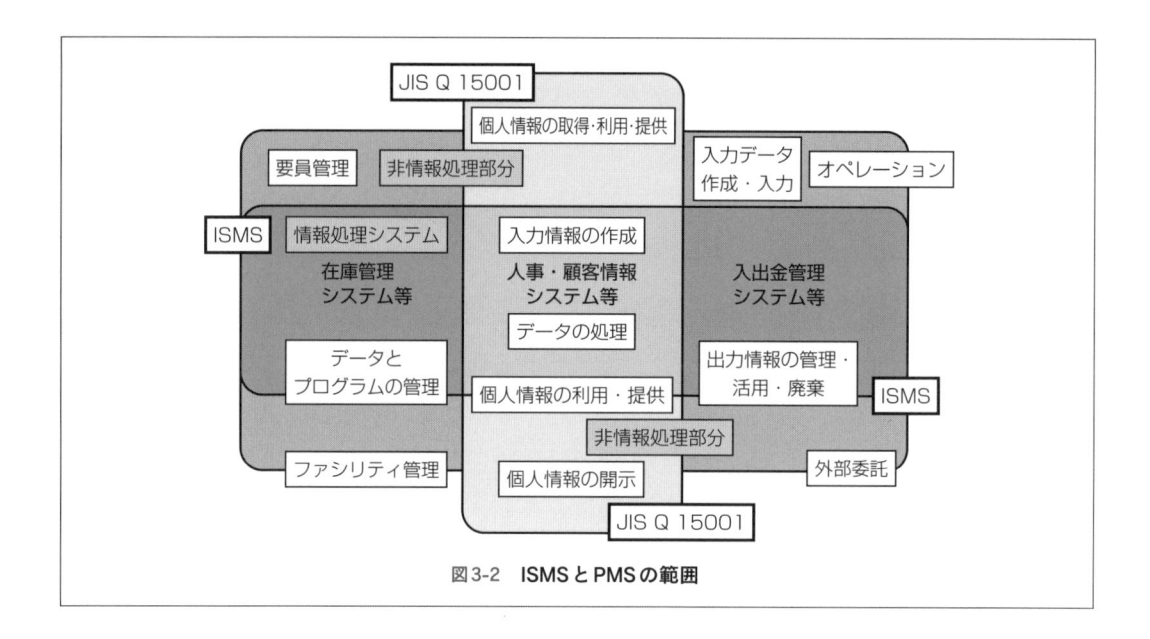

査と3年に一度の更新審査がある。

　ISMSとPMSとの規格上の比較を表3-1に試みた。当初、導入の容易さが優位であったPMSも、それまで「リスクの認識」のみでよかったものが、JIS Q 15001の2006（平成18）年版からは「リスク対応」まで検討しなければならなくなった。同様に、以前は内部監査に定められた形式はなかったが、内部監査やマネジメントレビューにある程度の手続きが定められるようになった。

表3-1　保健医療分野のISMSとPMSの規格上の比較

比較項目	ISO/IEC27001（ISMS）	JIS Q 15001:2006（PMS）
リスクマネージメント手法	3原則（機密性・完全性・可用性）に関して詳細なリスク分析が必要でリスク対応の検討が必須	個人情報の機密性のみのリスク検討でよいが、リスク認識（1999年版）にとどまらず、「リスク対応」まで検討が必要
導入の容易さ	規格の難度高	比較的容易
マネジメントシステム	内部監査・マネジメントレビューの難度高	内部監査もマネジメントレビューもISMS並み
個人情報保護法への準拠	規格としては求めていないが法的要求事項の適合要求あり ISO27799ではさらに強化	明示的同意の獲得等、個人情報保護法よりやや要求度高
対象の情報資産	個人情報以外の情報資産含む	個人情報のみが対象
海外で通用の可否	ISOのため全世界に通用	―
適用範囲	組織の一部でも認証可能、逆に、経営陣が明確であれば、組織をまたがった認証も可能	基本的に事業者単位
外部監査の頻度と審査機関の選定	毎年3年に1回更新審査 審査のフォローアップと機関の数が多く選択できる	2年ごとに更新審査 審査機関が定められている

（下線はJIS Q 15001:2006で強化）

4 関連する規範

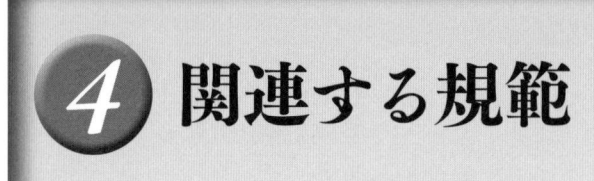

　保健医療連携において、機微な患者情報を他の保健医療機関へ提供するので、まず何よりも患者本人の同意を得ることが必要である。最低限、留意すべき規範として、以下の3点をあげる。

(1) 法律等

　個人情報保護法に関連するものとして、大学病院では「独立行政法人の個人情報保護法」、国公立病院では「行政の個人情報保護法」及び「地方公共団体の個人情報保護条例」、一般の病院では「個人情報保護法」が適用される。ただし、憲法による学問・研究の自由の観点から、医学研究は法律の埒外であるとされている。
　その他に、医療法・医師法・薬剤師法等の医療特有の法律が関連する法律としてあげられる。

(2) 国レベルのガイドライン

　主に個人情報保護・倫理指針として、「医療・介護の個人情報保護ガイドライン」、「医療情報システムの安全管理に関するガイドライン」(略称：安全管理ガイドライン) が厚生労働省レベルのガイドラインであるが、さらに医学研究の倫理指針 (臨床研究の倫理指針・疫学研究の倫理指針・ヒトゲノム・遺伝子解析研究に関する倫理指針他。これらは、厚生労働省以外に経済産業省・文部科学省も関連する) 等が制定されている。
　これ以外に、安全管理ガイドラインに関連するものとして、e-JAPAN II 戦略から端を発して図3-3のようなガイドラインが数多くつくられている。

＊3　ASP SaaS：Application Service Provider Software as a Service の略。必要な機能を必要な分だけサービスとして利用できるようにしたアプリケーションソフトウェア及びその提供形態のこと。

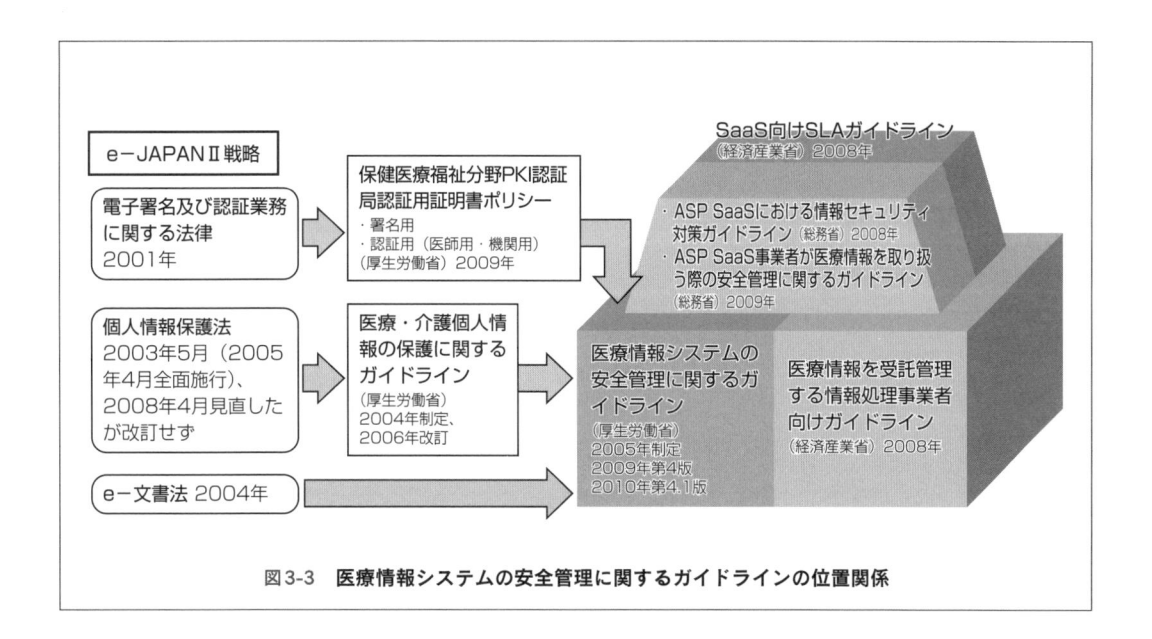

図3-3 医療情報システムの安全管理に関するガイドラインの位置関係

特にこれから、医療機関の外部のネットワーク事業者が個人の健康情報を取り扱う際に求められるASP SaaS[*3]関連として、下記のガイドラインは電子カルテ情報の外部保存を容認するための観点からも非常に重要である。

①ASP SaaSにおける情報セキュリティ対策ガイドライン
　（総務省）2008年
②ASP SaaS事業者が医療情報を取り扱う際の安全管理に関するガイドライン
　（総務省）2009年

(3) ISO・JIS等の規格

プライバシーマークが要求する規格としてJIS Q 15001等、情報セキュリティ関連の規格としてISO/IEC27001（JIS Q 27001）等、数多くの規格が存在する。

法律以外は「絶対に守らなければならない」ものではないが、患者等の支持を得るために何をなすべきか、その連携の構成員の倫理観・価値観・目的に依拠する。

それゆえに、その団体のポリシーを明確に公表すべきである。ただし、単に「方針」を掲げるだけでなく、それに付随する一連の規程等と、さらにその方針を実現する組織的・物理的・技術的・人的な対応を含む必要がある。

(4) 業界のガイドライン

　保健医療分野の個人情報保護に関するガイドラインとしては、日本医師会のガイドライン、日本病院会のガイドライン、全日病のガイドライン、全衛連のガイドライン等がある。

①社団法人日本医師会（日医）
　　a．冊子「医療機関における個人情報の保護」
　　b．医療情報システムを安全に管理するためのしおり（2010.2）
　　　　http://dl.med.or.jp/dl-med/teireikaiken/20100224_6shiori.pdf
②社団法人日本病院会（日病）：認定個人情報保護団体
　「日本病院会個人情報保護法への対応の手引き」
③社団法人全日本病院協会（全日病）：認定個人情報保護団体
　　a．「全日本病院協会における個人情報保護指針」
　　b．「認定個人情報保護団体のページ」から問い合わせ
　　　　http://www.ajha.or.jp/about_us/project/nintei/index.html
④社団法人全国労働衛生団体連合会（全衛連）
　「特定健診・特定保健指導の実施に係る個人情報保護ガイドライン」
　http://www.zeneiren.or.jp/pdf/3-24.pdf

5 ISMSと他のマネジメントシステムの統合

　保健医療機関において、マネジメントすべき対象は情報セキュリティのみではなく、品質や環境等も大きな課題である。ISMSはQMS・EMS等のISOのマネジメントシステムと規格体系が類似させてあり、統合して確立・運用・監査・改善することが可能になっている。認証機関側も経費面と顧客の作業量の軽減や顧客確保の観点から、戦略的に統合認証に取り組んでいる。
　ISMSをQMS・EMSと統合することによるメリットは以下の通りである。

①ISMSとQMS・EMSの要員の育成・流通が容易。
②ISMSとQMS・EMSのマニュアルを統合することによるマネジメントの統合が可能。
③適用範囲（SCOPE）を申請者側で体力と必要に応じて設定し、ステップアップすることが可能。
④内部監査の統合により、全体としての組織の監査体力を削減することが可能（内部監査に対する要求仕様は、いずれも、ISO19011〈マネジメントシステム監査のための指針〉である）。
⑤認証機関においても、統合監査への移行が容易になり、ISMSとQMS・EMS等の統合監査で審査士数削減によるコストダウンが可能。

　なお、ISMS（情報セキュリティ：ISO/IEC27001）と類似したマネジメントシステムには、QMS（品質：ISO9001）、EMS（環境：ISO14001）、BCMS（事業継続マネジメントシステム：BS-25999-2及びBS-25999-1）、SCMS（サプライチェーン：ISO28000）、OHSAS（労働安全衛生：OHSAS18001-1）、ITSMS（ITサービス：ISO/IEC20000-1）等がある。

第4章
保健医療情報の高度利用とISMSの活用

1 地域医療連携におけるISMSの活用
2 医学研究分野へのISMSの活用
3 産業保健分野へのISMSの活用
4 セキュアな保健医療情報の共同利用を目指して
5 地域医療・医学研究・産業保健活動の
　情報セキュリティの観点から内部監査を目指して

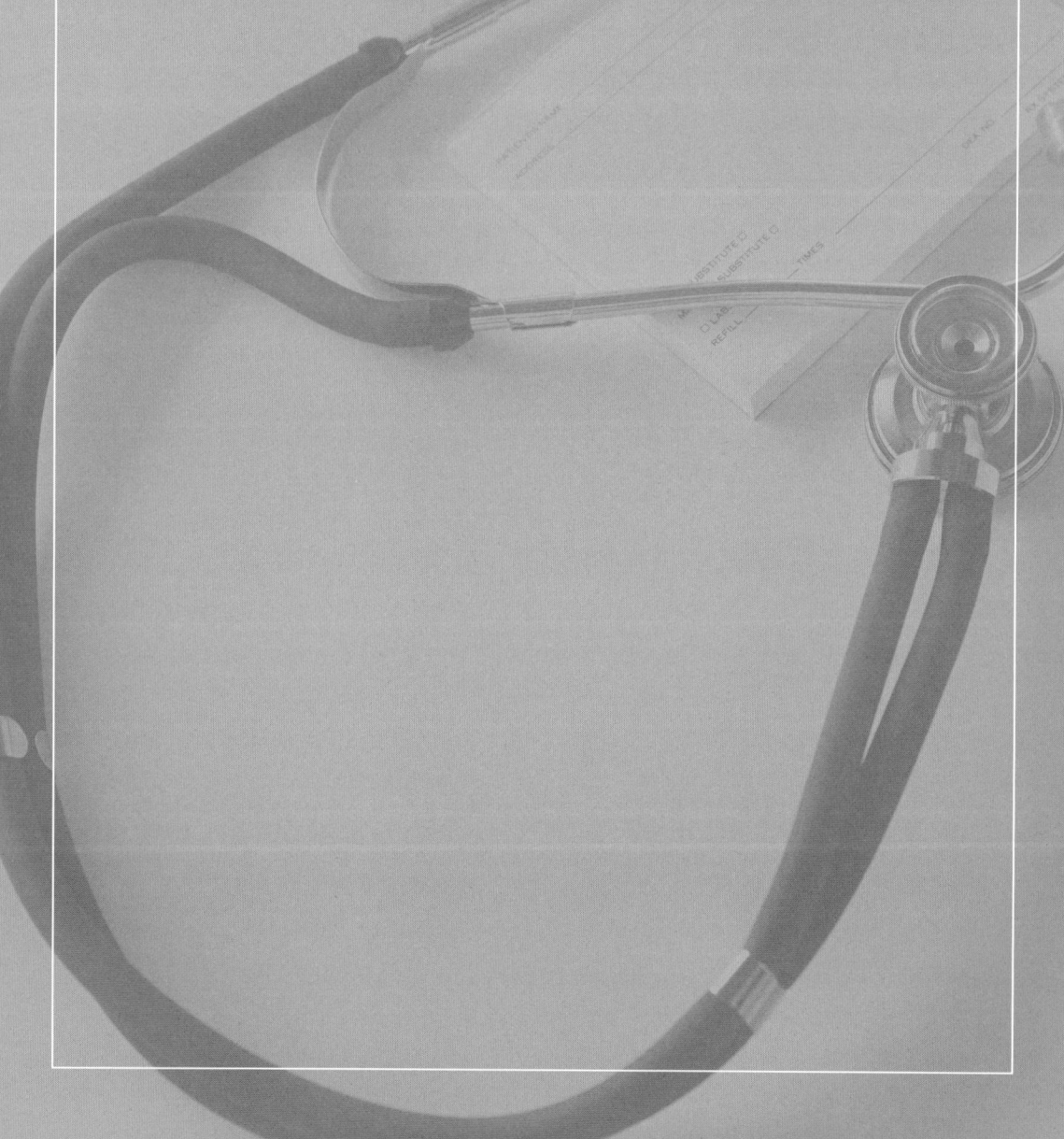

1 地域医療連携におけるISMSの活用

この章では、保健医療情報の高度利用に合わせたISMSの応用的な活用事例を紹介する。一般的にISMSは1つの事業体がISO/IEC27001及びISO/IEC27002を適用規格・参照規格として認証取得するが、地域医療連携や医学研究・産業保健の分野では、健康情報の戦略的な活用を目指して、事業体をまたぐ情報連携が行われる。このような戦略的目的にISMSは有用である。

1 地域医療連携へのISMSの導入のメリット

本項ではISMSを適用することにより、地域医療連携の場面で個人健康情報の「安全な活用」(機密性)に加えて、特に「確実な共有と交換」(完全性と可用性)を達成することの重要性と実現方法について説明する。

我が国における保健医療分野の活動には、安全管理ガイドラインを遵守することが要求されているので、ISMSの規格だけでなく、ガイドラインとの整合性に留意する必要がある。一方、ガイドラインの成り立ちが個人情報保護法の安全管理対応面に端を発している関係から、①個人健康情報以外の情報資産がガイドラインの視野の外であり、②情報の保護(機密性)に注力する一方、完全性・可用性へは言及が不足していると思われる。

医療情報システムを安全・確実に運用し、健康情報(個人情報であるかどうかに関わらず)を共有・交換するためには、情報資産のデータ破壊・喪失(機密性)のリスクばかりでなく、医師・看護師等の医療職にとって必要な情報の誤り・欠損(完全性)のリスクや、システムの稼動停止で必要な時期に参照できないリスク、長期間の停止(可能性)による信頼失墜のリスクも含めて、確実にマネジメントし、情報セキュリティに関する管理目的を明確にして、機関の経営からみて適切な管理策を実施する必要がある。

ISMSは、地域医療連携の参加メンバーが安全管理ガイドラインに適切に対応し、かつ情報セキュリティをマネジメントするための手法として有効である。

地域医療連携が有意義なものになるためには、「地域医療連携のコンソーシアムの主体」が情報セキュリティに関してもガバナンスを行う必要がある。しかし逆に、その範囲を全参加機関の全部署に及ぼすことは参加機関の抵抗を招く恐れがあるため、合意できる範囲を限定してその範囲のみでガバナンスを発揮することが望ましい。

地域医療連携におけるISMSの活用 ❶

　ISMSの特長は、その適用範囲（Scope）を事業の必要性に応じて自由に選定できるところにある。地域医療連携に活用するのであれば、複数の医療機関をまたぐ範囲とする一方で、各医療機関の全業務の範囲ではなく、「地域医療に直接関わる部分」のみに限定する。地域医療連携システム分野におけるISMSの範囲の考え方について図4-1に示す。

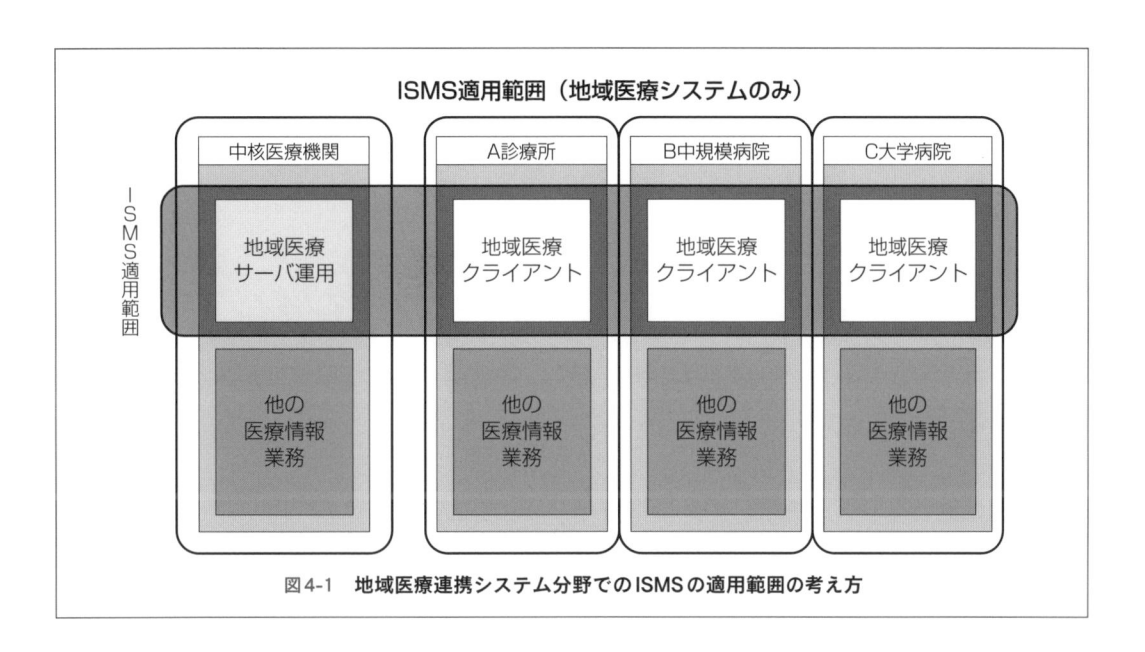

図4-1　地域医療連携システム分野でのISMSの適用範囲の考え方

2　地域医療連携へのISMS活用の実務上の留意点

(1) 情報セキュリティ基本方針及び目標

　「地域医療連携に直接かかわる部分」は、各々の地域医療連携コンソーシアムの戦略にかかわるものであるので、当該コンソーシアムが制定した情報セキュリティ基本方針及び目標にその概要が記述されるべきである。場合により、その方針等が個々の医療機関とは異なることも予想されるが、少なくとも前述した地域医療連携を実施する部門では同じ方針にしなければならない。
　地域医療連携コンソーシアムは、以下を実施し、加盟医療機関には表4-1を要求しなければならない。

①加盟医療機関の組織的・人的・物理的・技術的セキュリティレベルの選考基準を設定。
②各機関ごとに脆弱性を考慮したリスク分析の実施（GAP分析、詳細リスク分析含む）。
③共通のISMSマニュアルを持つこと。そのなかには個人情報保護法への医療機関としての対応も記載すべきである。

表4-1　個々の地域連携医療機関に要求される選考基準例

a. 各機関が個々に情報セキュリティをマネジメントできる組織体制を有し、かつ、地域医療コンソーシアムが統括し責任を果たすことができる体制の保持を確実にすること。特にリスク分析と監査体制
b. 各機関の物理的・技術的条件の設定
・セキュリティ区画の考え方・入退室管理・装置の設置及び保護等各機関を連携する部分の技術的条件
・操作者用ID/パスワードの発行・廃棄等の運用要件
・院内を含むネットワーク条件
・パソコンにログインする技術的手順
c. 紹介状やカルテ参照等の運搬・入庫・出庫・廃棄等の運用条件
d. 各機関の担当者（医師・看護師・地域連携部門等）のセキュリティ教育レベルの保証

(2) 地域医療連携のリスクマネジメントと安全管理ガイドライン

リスクマネジメントとは、リスク分析を行い、経営陣の判断を得て、リスク対応を行うことである。

①ISMSにおけるリスク分析と安全管理ガイドラインの両立の課題

リスク分析に関するISO/IEC27001の要求は次の2項目である。

(a) 情報資産・脅威・脆弱性の3つを特定する。
(b) 脅威及び脆弱性並びに情報資産への影響からインシデントの発生可能性を評価する。

　安全管理ガイドラインでは、①「脆弱性の特定」について適切な記述がない、②インシデントの発生可能性について触れられていない、という2つの課題がある。
　したがって、地域医療連携コンソーシアムは、地域医療連携のリスク分析を行う際に、上記への適切な対応策を検討する必要がある。
　脅威の分類と発生原因に関して、環境に起因するものと人間に起因するものがあり、人間に起因するものは意図的と偶発的に発生するものに分けて検討すべきである（ISO/IEC13335-1：2004〈情報通信技術セキュリティマネジメント——第1部：情報通信技術セキュリティマネジメントの概念及びモデル〉）。
　脅威及び脆弱性と、情報資産への影響からのインシデントの発生可能性について、安全管理ガイドラインの脅威には自然現象を想定していないこと、人的リスクであってもリスク発生の基準が安全管理ガイドラインでは示されていない等、ISMSと比較して、安全管理ガイドラインには十分な記述がない[*1]ところから、各地域医療連携コンソーシアムは、

---

*1　一般分野では、JIPDECの「ISMSユーザーズガイド」のリスクマネジメント編（2008年1月）に記載がある（図2-12参照）。

その戦略にしたがって、自らの脅威の発生可能性を算定する必要がある。

②リスク対応上の安全管理ガイドラインの課題

　安全管理ガイドラインはその成立から、個人情報保護法のガイドラインの役割を担っているため、個人情報の機密性に特化したガイドラインである。情報セキュリティの3原則は機密性・完全性・可用性であるが、例えば、個人情報の範囲外である、在庫情報や資金情報等の情報資産の「機密性」、紹介状の授受確認や受付順番の保持のような「完全性」、連携が確実に行われるようサーバやクライアントのダウン防止やダウン時の緊急事態対応、さらに事業継続計画のような「可用性」に留意することも重要である。

　地域医療連携の管理目的・管理策を検討するにあたっては、一般分野での標準的な規範とされているISO/IEC27002：2005の他に、健康情報システム特有の管理策を掲載しているISO27799：2008を念頭に入れることを推奨する。

　図4-2は、第1章の図1-6と同じレイアウトでISO27799の管理策を図にしたものである。管理目的の「項目数」はISO/IEC27002にはない「一般（General）」という項目が3つ存在しているので、たまたま項目数が39と一致している。一方、管理策は89項目であるが、これは管理策を一括しているので、JIS Q 27002の133項目と比べて項目数は少ない。

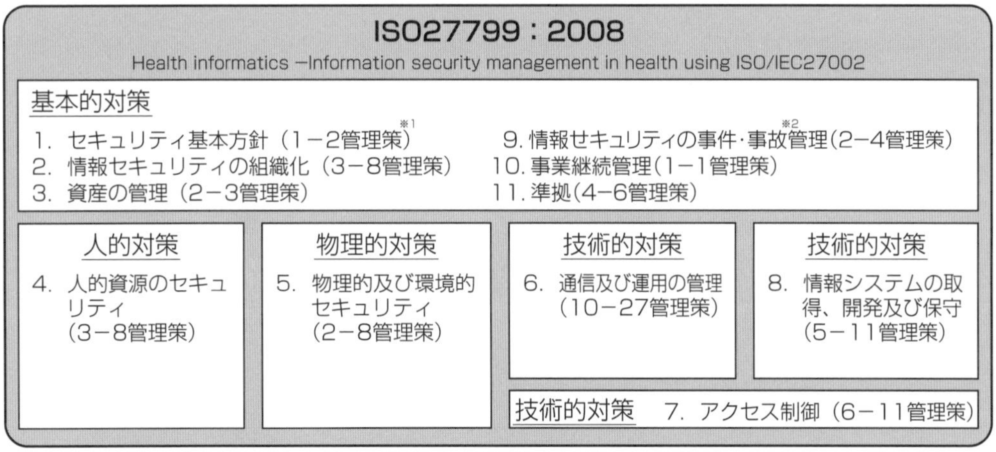

```
┌─────────────────────────────────────────────────────────────┐
│                    ISO27799：2008                            │
│  Health informatics −Information security management        │
│              in health using ISO/IEC27002                   │
│  ┌─────────────────────────────────────────────────────┐   │
│  │ 基本的対策                                            │   │
│  │ 1. セキュリティ基本方針（1−2管理策）※1               │   │
│  │ 2. 情報セキュリティの組織化（3−8管理策）              │   │
│  │ 3. 資産の管理（2−3管理策）                           │   │
│  │ 9. 情報せキュリティの事件・事故管理（2−4管理策）※2   │   │
│  │ 10. 事業継続管理（1−1管理策）                        │   │
│  │ 11. 準拠（4−6管理策）                                │   │
│  └─────────────────────────────────────────────────────┘   │
│  ┌──────────┬──────────┬──────────┬──────────────┐        │
│  │ 人的対策  │ 物理的対策│ 技術的対策│ 技術的対策    │        │
│  │ 4. 人的資源│ 5. 物理的│ 6. 通信及 │ 8. 情報シス  │        │
│  │ のセキュリ│ 及び環境的│ び運用の管│ テムの取得、  │        │
│  │ ティ      │ セキュリ  │ 理        │ 開発及び保守  │        │
│  │ (3−8管理策)│ ティ     │(10−27管理策)│(5−11管理策)│        │
│  │           │(2−8管理策)│          │              │        │
│  └──────────┴──────────┴──────────┴──────────────┘        │
│  技術的対策　7. アクセス制御（6−11管理策）                  │
└─────────────────────────────────────────────────────────────┘
```

※1：（a−b管理策）は（a項目数 及び b管理策数）
※2：情報セキュリティ事件・事故（インシデント）はISO/IEC TR 18044：2004参照

図4-2　ISO27799：2008の管理策

③「通信及び運用の管理」における「情報の交換」と「電子商取引」の管理策と否認防止

　ISO/IEC27002に「10.8情報の交換」及び「10.9 電子商取引サービス」に関する管理目的が記載されている。地域医療連携においては、複数の機関が確実に相手側に情報を伝達

することが重要であるという観点から、管理策を明確にすべきである。

「10.8　情報の交換」

> 目的：組織内部で交換した及び外部と交換した，情報及びソフトウェアのセキュリティを維持するため。
> 組織間での情報及びソフトウェアの交換は，正式な交換方針に基づいていること，情報交換に関する合意に沿って実施していること，また，いかなる関連法令をも順守していることが望ましい（箇条15参照）。

「10.9　電子商取引サービス」

> 目的：電子商取引サービスのセキュリティ，及びそれらサービスのセキュリティを保った利用を確実にするため。

　例えば、「10.9.1　電子商取引」の実施手順には、<u>d）重要な文書の機密性、完全性及び発送・受領の証明と、契約の否認防止とに関する要求事項の決定及び対応手続（例えば、申込み手続、契約手続）</u>が掲げられており、これらの管理策を適用することは、いわば現在、院内で行われているオーダ情報の交換レベルの確実性を地域医療連携で求めることである。現状の地域医療連携から比べると極めて困難な要求レベルであるが、もしそうなれば現行の地域医療連携ばかりでなく、医療全体のあり方を変質させることになる。

3　地域医療連携におけるISMSの活用のまとめ

　2010（平成22）年2月に厚生労働省が改訂した「医療情報システムの安全管理に関するガイドライン（第4.1版）」によると、医療機関に対し、個人健康情報システムの通常運用時・事故発生時、さらに個人健康情報を委託／提供する場合にも、患者等の個人情報を十分に保護していることを説明する責任があるので、ISMSレベルにまでリスク分析を実施するよう求めている。

　しかし、単独の医療機関において、ISMSレベルにまでリスク分析を実施した例は数えるほどしかなく、地域医療連携においてもそうした事例はいまだ聞かない。

　一方、安全管理ガイドラインにも厳しい条件付きではあるが、医療機関以外での電子カルテサーバシステムの運用が認められつつあり、総務省・経済産業省のガイドラインも充実してきている。この場合、SLA[*2]（サービス・レベル・アグリーメント）の活用により、法的な契約に加えて、サービス品質を保証する制度として、書面を取り交わすことが要求

されており、より確実なサービスの提供が求められている（図3-3）。

地域医療連携においても、参加の各機関が適切なリスク分析を行い、充実した監査を実施して保健医療情報の安全で確実な共有と交換を目指すことを期待する。

また、個人情報保護法の観点からは、地域医療連携とは、機微な患者情報を他の医療機関へ「提供」するのだから、患者本人の同意をとる必要があり、ISMSを活用する場合にも以下の項目に留意すべきである。

①大学病院では「独立行政法人の個人情報保護法」、国公立病院では「行政の個人情報保護法」、一般の病院では「個人情報保護法」が適用される。ただし、憲法による学問・研究の自由の観点から、医学研究は法律の埒外であるとされている。
②ガイドラインには、国レベルのものとして「医療・介護の個人情報保護ガイドライン」、「医療情報システムの安全管理に関するガイドライン」がある。さらに、医学研究の倫理指針（臨床研究の倫理指針・疫学研究の倫理指針他）等もある。
③プライバシーマークの規格としてJIS Q 15001等がある。
④情報セキュリティ関連の規格としてISO/IEC27001（JIS Q 27001）等がある。

前述したように、法律以外は絶対に守らなければならないものではない。しかし、患者等の支持を得るために何をなすべきかは、その連携の構成員の倫理観・価値観・目的に依拠する。

それゆえに、その団体のポリシーを明確にすべきである。ただし、ポリシーはいわゆる「方針」という一片の紙だけでなく、それに付随する一連の規程等と、その方針を実現する組織的・物理的・技術的・人的な対応が含まれる。

＊2　SLA：Service Level Agreementの略。プロバイダが利用者にサービスの品質を保証する制度。回線の最低通信速度やネットワーク内の平均遅延時間、利用不能時間の上限等、サービス品質の保証項目や、それらを実現できなかった場合の利用料金の減額に関する規定等をサービス契約に含めることを指す。

2 医学研究分野へのISMSの活用

　臨床研究・疫学研究等の医学研究が行われているが、これらの研究は本質的には（個人ID情報が削除された）健康情報から進められるべきであり、臨床研究・疫学研究それぞれの倫理指針では、原則として以下のことを求めている。

①被験者本人の同意を得ること。
②連結可能匿名化、もしくは連結不可能匿名化を行うこと。

　特に、2005（平成17）年の個人情報保護法全面施行の直前の2004（平成16）年に、医学研究の倫理指針は個人情報保護の観点のみから見直されたが、研究者には極めて不評であった。そうしたことを受けて2008（平成20）年を中心に、再び臨床研究・疫学研究の倫理指針が大幅に見直され、研究を推進しやすくするためのいくつかの改善がなされた。
　そこで、医学研究の倫理指針の現状とともに、医学研究へのISMSの活用について説明する。

1 医学研究は個人情報保護法の埒外

　医学研究の際には、「個人情報保護法を遵守するために、被験者の個人情報を適切に取り扱わなければならない」と誤解している研究者が少なからずいる。医学研究を含む学術研究は「学問の自由は、これを保障する。」（憲法23条）とされており、個人情報保護法第50条にも、「三　大学その他の学術研究を目的とする機関若しくは団体又はそれらに属する者　学術研究の用に供する目的」は明確に「個人情報保護法の埒外」とされている。しかし、医学研究で個人情報を保護し、さらに個人情報を十分に保護していることを積極的にアピールするのは「法律を守らなければならないから」という消極的な理由ではなく、医学研究に必要な被験者等の協力を得るためであることを肝に銘じる必要がある。さらに、医学研究に関しては、疫学研究倫理指針や臨床研究倫理指針等が制定されており、特に国から研究費を得て研究を行う際には、これらの倫理指針にしたがうことが必須とされている。

2 医療に関連する活動について個人情報保護法の観点から

　医療従事者の業務は、患者等に対応する通常の診療行為だけではない。医学研究活動は医療の発展にとって重要な活動ではあるが、個人情報保護の観点からは、患者・被験者への対応に十分留意する必要がある。厚生労働省は、「医療・介護関係事業者における個人情報の適切な取扱いのためのガイドライン」（以下「医療・介護個人情報保護ガイドライン」）を2004（平成16）年12月に制定（2007＜平成19＞年4月に改訂）し、以下のように活動の留意点を掲載した。

(1) カンファレンス

　本人の治療を目的に医療機関内等で実施し、本人の症状をはじめとする個人診療情報を議論している。これは、医療機関内での個人情報「利用」の重要な部分であり、患者本人の同意を得ることは不要である。参加者は本人の治療に必要な人のみでなければならないが、他機関の医師の参加・コンサルテーションを得ることも可能である。

(2) 症例研究会（地域の医師会や学会等で実施）

　匿名化しなければならないが、専門分野では話題が広範になることがあるので、十分な匿名化が困難な場合も多い。その場合は、本人の同意が必要となる。

(3) 患者治療へのインフォームド・コンセント

　他の患者（Aさん）の成功例等を提示する場合は、Aさんの個人情報の匿名化が必要であり、かつ事前にAさんの同意を得ることが望ましいが、実施されない場合が多く見受けられる。

(4) 医学研究に関する指針にしたがう場合

　倫理指針によると、被験者本人の同意獲得が必須であり、「臨床研究に関する倫理指針」等では、併せて匿名化も必要である。一方、疫学研究等の一定の条件下では、同意が必須でない。

　以上は、一般的なガイドラインからの考え方である。個々の分野に関しては、それぞれの組織や学会等での個別の方針の参照が必要である。

3 医学研究の倫理指針の範囲

　臨床研究倫理指針の範囲（図4-3）は、「他の法令及び指針の適用範囲に含まれない、

かつ、連結不可能匿名化された診療情報だけを用いる研究ではない医学系研究」である。

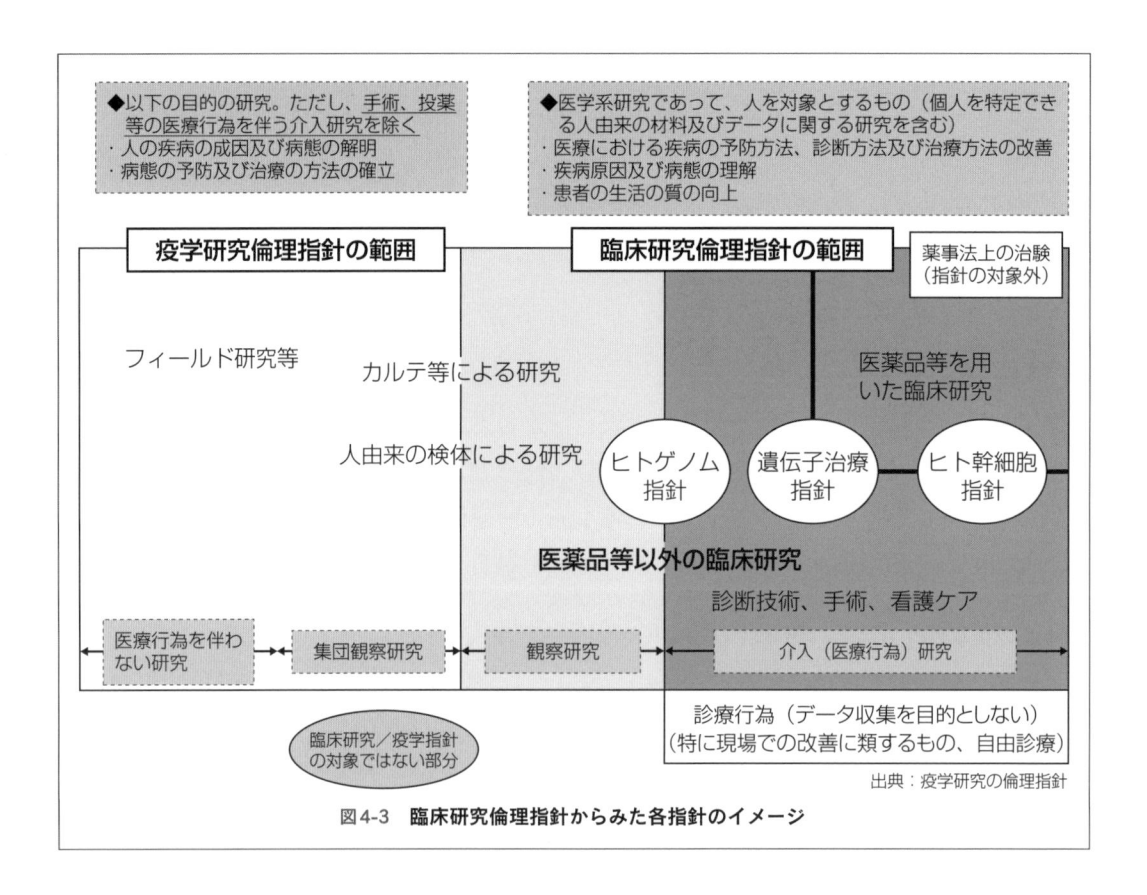

```
◆以下の目的の研究。ただし、手術、投薬
　等の医療行為を伴う介入研究を除く
・人の疾病の成因及び病態の解明
・病態の予防及び治療の方法の確立

◆医学系研究であって、人を対象とするもの（個人を特定できる人由来の材料及びデータに関する研究を含む）
・医療における疾病の予防方法、診断方法及び治療方法の改善
・疾病原因及び病態の理解
・患者の生活の質の向上
```

疫学研究倫理指針の範囲 ／ 臨床研究倫理指針の範囲 ／ 薬事法上の治験（指針の対象外）

フィールド研究等　カルテ等による研究　医薬品等を用いた臨床研究

人由来の検体による研究　ヒトゲノム指針　遺伝子治療指針　ヒト幹細胞指針

医薬品等以外の臨床研究
診断技術、手術、看護ケア

医療行為を伴わない研究　集団観察研究　観察研究　介入（医療行為）研究

診療行為（データ収集を目的としない）
（特に現場での改善に類するもの、自由診療）

臨床研究／疫学指針の対象ではない部分

出典：疫学研究の倫理指針

図4-3　臨床研究倫理指針からみた各指針のイメージ

具体的には下記を除く。

①法律の規定に基づき実施される調査：がん研究等。
②ヒトゲノム・遺伝子解析研究に関する倫理指針（2004＜平成16＞年文部科学省・厚生労働省・経済産業省告示第1号）に基づき実施される研究。
③資料としてすでに連結不可能匿名化されている情報のみを用いる研究。
④手術、投薬等の医療行為を伴う介入研究（＝診療もしくは臨床研究）。

4　臨床研究倫理指針における研究手順

臨床研究倫理指針による各用語の位置付けを図4-4に則って以下に説明する。

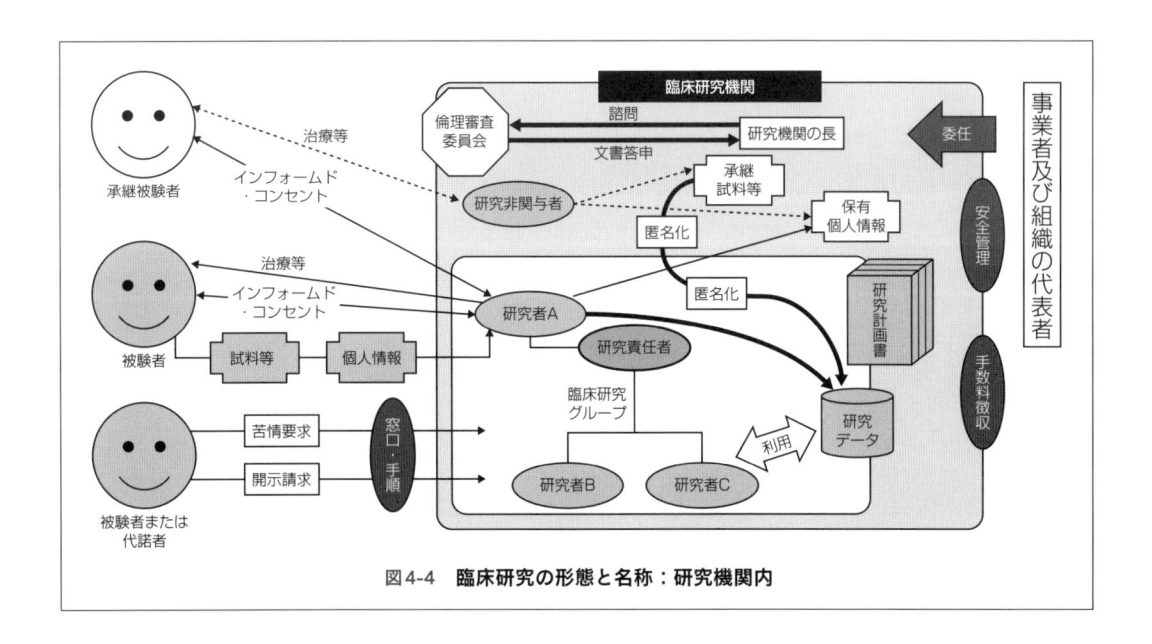

医学研究分野へのISMSの活用 ❷

図4-4 臨床研究の形態と名称：研究機関内

　臨床研究機関の研究責任者は、新たな臨床研究を行うために研究計画書を作成し、当該研究機関の長に申請する。事業者及び組織の代表者から委任を受けた研究機関の長は倫理審査委員会に諮（はか）り、文書での答申を得ることにより、研究計画が承認されて研究が開始できる。当該の研究機関では、一般の診療を行っている研究非関与者の医師が患者の試料やカルテを蓄積している。研究機関内の情報交換により、当該の臨床研究グループの研究者Aが一般的な診療等を行っている患者のなかから、当該の研究に該当すると思われる患者を発見し、研究者Aが患者のインフォームド・コンセントを獲得することにより、臨床研究の被験者になってもらう。また同時に、この患者の試料やカルテを匿名化し、研究データとして蓄積する。研究者Aはこの他の被験者とも対応してインフォームド・コンセントを得るとともに、臨床研究に該当する診療を行い、試料等とカルテ等の個人情報を匿名化して研究データとして蓄積する。被験者または代諾者からの苦情要求・開示請求にも、臨床研究グループとしての窓口・手順を明確にして適切に対応する。場合によっては、決められた手数料を徴収することも可能である。
　研究者B及び研究者Cは、このように蓄積された研究データを利用・活用して臨床研究を推進することができる。

5　医学研究における情報セキュリティマネジメントの必要性とポイント

　これらの研究で安全・確実に成果をあげるためには、試料・カルテ等の機微な個人情報のみならず、匿名化された研究データや研究計画書の厳重な安全管理が求められる。
　このように、単一の研究機関においても、臨床研究を成功裏に導く安全管理は、単に機

密性の観点だけではなく、完全性（例えば研究データの改ざん防止）・可用性（例えば権限者による研究データの追記・検索の確実性）の面からもマネジメントされる必要がある。特に匿名化されたものしか参照する権限のない研究者が匿名化前の連結可能匿名化情報を参照したり、権限のある研究者が匿名化前後の情報を改ざんしたりするリスクは、研究成果の信頼性、ひいては研究機関としての信頼性を損ねる重大な脅威となる。

　この他、医療機関における脅威については「ISO27799 Annex A　健康情報セキュリティへの脅威」に記載されている。参考までに巻末資料3（133～134ページ）に脅威の項目について掲載する。

　臨床研究におけるISMSによるマネジメントのポイントは以下の通りである。

①当該の臨床研究の範囲を確定し、そのなかにある情報資産を特定してリスク分析を行う。管理目的と管理策からリスクへの対応策を決定する。
②特に健康情報セキュリティの観点から、リスク分析に必要な脅威はISO27799の付属書Aを、脆弱性はISO/IEC27005の付属書Dを、リスク分析の結果に対応した管理目的と管理策に関してはISO/IEC27002のみでなくISO27799の第7章も参考になる。
③リスク分析結果に応じて、情報セキュリティに関する内部規程を策定し、関係者を教育してISMSの導入・運用を開始する。
④運用開始後、定期的に臨床研究の運用状況について、情報セキュリティの観点からも監査を行う。この監査がマネジメントシステムの最も重要なポイントである。監査ポイントについては後ほど詳しく述べる。

6　共同研究における情報セキュリティマネジメントの留意点

　共同での臨床研究における各用語の位置付けを図4-5に則って説明する。この図は共同研究において、A診療所・B病院が被験者の健康情報の取得に協力する場面を想定している。この場合、各医療機関では匿名化を行わず、代表研究機関が個々の医療機関で取得した個人情報を住所・氏名・一連番号等で名寄せして統合化し、連結可能匿名化処理を行い、匿名化テーブルを安全に保管する。その結果、A診療所とB病院で診療を受けた被験者の健康情報は統合されるため、被験者が重複して登録されることはない。研究機関C大学病院は、A診療所・B病院が取得して連結可能匿名化・統合した個人健康情報を利用して医学研究を実施する。A診療所・B病院が同一地域の医療機関で連携医療を行っている場合、人の交流が多く、地域内で蓄積された長期的な健康情報を調査する基盤ができる。

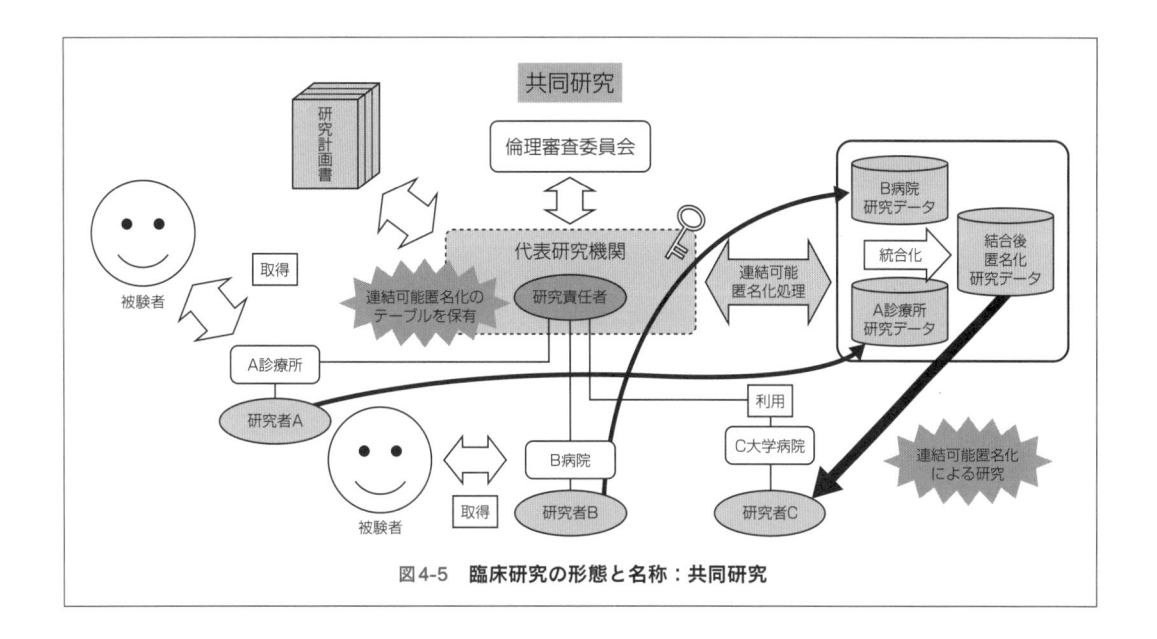

図4-5　臨床研究の形態と名称：共同研究

　このように、最近の研究は複数の医療機関等が共同して研究を行うことが多く、臨床研究の倫理指針にもその観点が述べられている。共同研究を行う理由の例として以下があげられる。

①複雑な研究のデータを短期間により多く収集するため。
②研究を希望する組織が適切な倫理審査委員会[*3]を持ち得ず、大学等の代表研究機関に倫理審査委員会機能を委託するため。
③開発競争の激化により、人種・民族の違いを超えて同時に複数の国の研究を実施して、医薬品等の製造を高速化するため。

7　国際的な共同研究の個人情報保護の観点からの留意点

　特に国際共同研究の場合、個人情報保護法が未整備の国と個人情報保護法が整備されている国では、共同研究をするうえで、国際的な情報の移転ルールを整備することが必須となる。図4-6は、2007（平成19）年度に我が国の個人情報保護法を見直した際、国際的な整合性の観点から課題を整理したものである。

---

*3　倫理審査委員会：医学・医療の専門家等自然科学の有識者、法律学の専門家等、人文・社会科学の有識者及び一般の立場を代表する者から構成され、かつ外部委員を構成員として含まなければならない。また、その構成員は男女両性で構成されなければならない（臨床研究倫理指針より）。

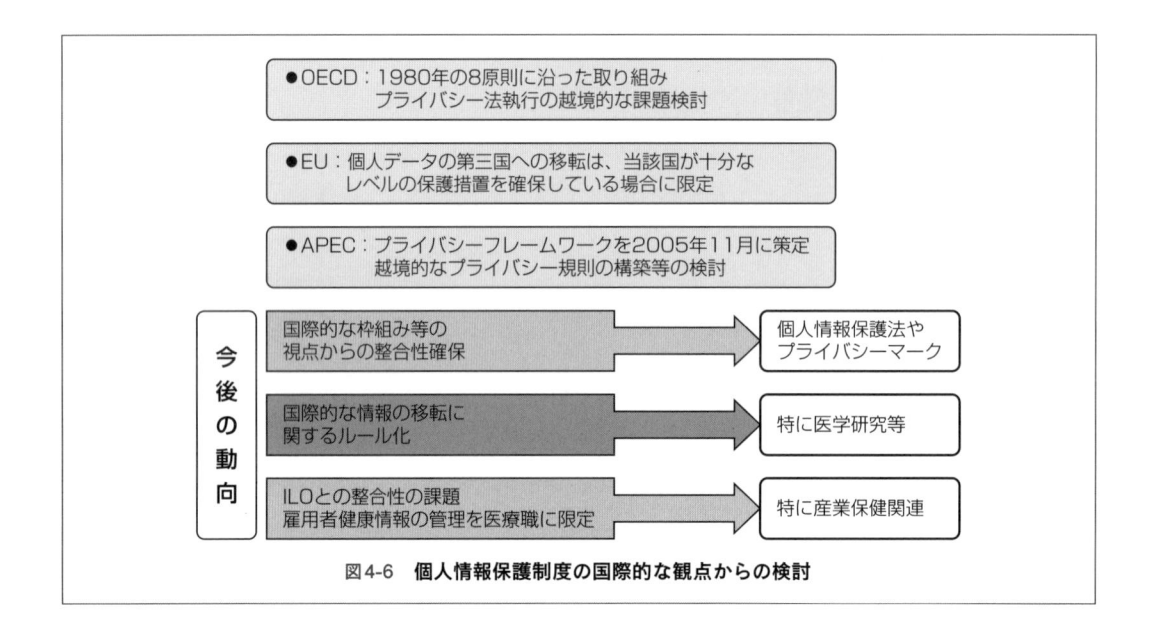

第4章 保健医療情報の高度利用とISMSの活用

```
●OECD：1980年の8原則に沿った取り組み
       プライバシー法執行の越境的な課題検討

●EU：個人データの第三国への移転は、当該国が十分な
      レベルの保護措置を確保している場合に限定

●APEC：プライバシーフレームワークを2005年11月に策定
        越境的なプライバシー規則の構築等の検討
```

今後の動向		
国際的な枠組み等の視点からの整合性確保	→	個人情報保護法やプライバシーマーク
国際的な情報の移転に関するルール化	→	特に医学研究等
ILOとの整合性の課題 雇用者健康情報の管理を医療職に限定	→	特に産業保健関連

図4-6　個人情報保護制度の国際的な観点からの検討

　EUでは、個人データの第三国への移転は「当該国が十分なレベルの保護措置を確保すること」が条件となっている。EUからは「保護措置を確保できていない[*4]」とみなされているようで、留意が必要である。その理由の1つは、我が国の個人情報保護法は個人情報保有件数5,000件未満の事業者を埒外としていることのようである。我が国と同様に「保護措置を確保できていない」とされている米国では、セーフ・ハーバー合意[*5]により、合意の範囲内であることが認められた米国企業に限って、EU内での個人情報取得活動が認められている。安心して国際的な医学研究を進めるためにも、個人情報保護法やプライバシーマーク等で国際的な枠組み等の視点から、整合性を確保、安心して業務・研究が継続できるように各界の一層の努力が必要である。

8　共同研究における提供と委託

　医学の共同研究は、共同研究を行っている機関に個人情報を「提供」ないしは「共同利用」していることになる。したがって、埒外とはいえ、個人情報保護法の観点からも、共同研究の場合は研究の必要性がない限り、個人情報を匿名化（連結可能か連結不可能かは別として）することが望まれる。しかしその場合でも、安全管理ガイドラインでは以下のこと

[国民生活審議会　個人情報保護部会：第10回（2009＜平成21＞年6月29日）配布資料より]

[*4] 2008（平成20）年5月時点で、EUから十分な保護水準を確保していると認められた国・地域はスイス、カナダ、アルゼンチン、ガンジー島、マン島、ジャージー島の6つである。カナダは連邦政府部門対象の法律、民間部門対象の法律、州政府対象の州法等、複数の法律を組み合わせることにより、ほぼすべての機関を対象とした法的枠組みを形成し、十分性を認められた。

[*5] アメリカには包括法がないので、特定の認証基準を設けて、その認証を受けた企業ごとに十分性を付与するセーフ・ハーバー協定を2000年にEUと締結した。

が必要とされている(図4-7)。
①取得時に被験者の同意獲得(匿名化の場合不要)。
②提供先の選定(共同研究の場合も同様。必要により契約、監査)。
③提供先への確実な授受(提供時の記録を残す、暗号化、匿名化等)。

```
委託
①管理責任は委託元機関にある
②契約と監督で権利責任を果たし、説明責任・結果責任を負う
③委託先機関は契約遵守と報告義務を負う

「委託」に留意すべき事項:委託先の選定・契約・監査

提供・共同利用
①提供元は黙示もしくは明示の同意獲得の責任
②提供先は、利用目的を特定し、個人情報保護責任を負う
③提供した情報に提供元は責任を負わない

「提供」等の留意事項:研究の自由と機関経営者の個人情報保護責任の兼ね合い
・取得時に被験者の(明示的)同意獲得 → 匿名化の場合不要
・提供先の選定、(共同研究の場合必要により)契約、監査
・提供先への確実な授受(記録を残す、暗号化、匿名化等)
```

資料:安全管理に関するガイドライン

図4-7 医学研究における「委託と提供」

9 医学研究における監査ポイント

マネジメントシステムの重要なポイントである監査について述べる。
　法律及びガイドラインでは、監査のポイントまで言及されていないが、一般的に下記のような項目があげられる。

①研究目的が社会的な賛同を獲得できるか。これは倫理的側面とともに、コストやリスクに見合った研究かどうかも重要なポイントといえる。
②学術研究を目的とする機関として適切な要件を満たしているか。これは公的機関以外での研究の場合は重要であるが、一方で憲法で保証された「学問の自由」の要件の確認が必要である。一般的には「学問の自由」には、「研究の自由、研究発表の自由、教授の自由(教育の自由)、及び大学の自治が含まれる」とされる。
③匿名化の手法が技術的・手順的に適切か。連結可能もしくは連結不可能匿名化の実施状況・運用状況を確認しなければならない。
④医学研究の倫理指針に基づく研究であることを確認し、研究対象者から適切に同意を獲得しなければならない。また、獲得した同意記録を長期間、保管する必要がある。組織

が流動的な時代には第三者的な長期保管先に保管をコミットすることも重要である。
⑤個人情報の利用目的を公開・通知し、その通りの適切な利用・提供の実施状況を確認し、被験者の個人情報及び匿名化情報の取り扱いの確実性（機密性ばかりでなく、完全性・可用性の観点からも）を監査する。
⑥保有個人情報の開示・訂正の体制を確認する。個人情報の保存義務は、一般には研究組織とは異なる組織体であるため、その組織体との手続きの調整が必要である。
⑦被験者の個人情報にアクセスした個人・機関を、被験者本人の希望に応じて開示するルールの確立は有用である（HIPAAプライバシールールでは必須とされている）。

　監査を実施したのち、マネジメントレビューを行う際には、共同研究における「マネジメント」（経営者）を明確にする必要がある。また、当該の共同研究の目的・手法を評価するルール（倫理審査委員会）の確立が求められる。さらに、組織に組み込まれた内部監査体制が育成できると、継続的な改善に結び付く。
　医学研究に関して、国民に分かりやすく透明性を確保するためには、客観的な立場からの監査を行う必要がある。
　医学研究の監査を行うためには、医学の研究グループが積極的に監査を受け入れるための準備を行わなければならない。しかし、国民の理解を得るためには、「透明性を確保する」活動と「研究の機密保護」とは相反すると思われがちであり、それゆえにこれまで監査の重要性が理解されにくかったのである。

3 産業保健分野への ISMS の活用

　個人情報保護・情報セキュリティの観点から、産業保健分野は地域連携医療（個人健康情報の活用）と医学研究（匿名化健康情報の活用）の2つの側面を持つ。「産業保健」は、労働安全衛生法等に裏付けられた、限られた分野（「産業保健サービス活動」と定義する）を指すため、法定の部分を拡張した「産業保健活動分野」を定義し、その健康情報の流れについて図4-8に掲げる。

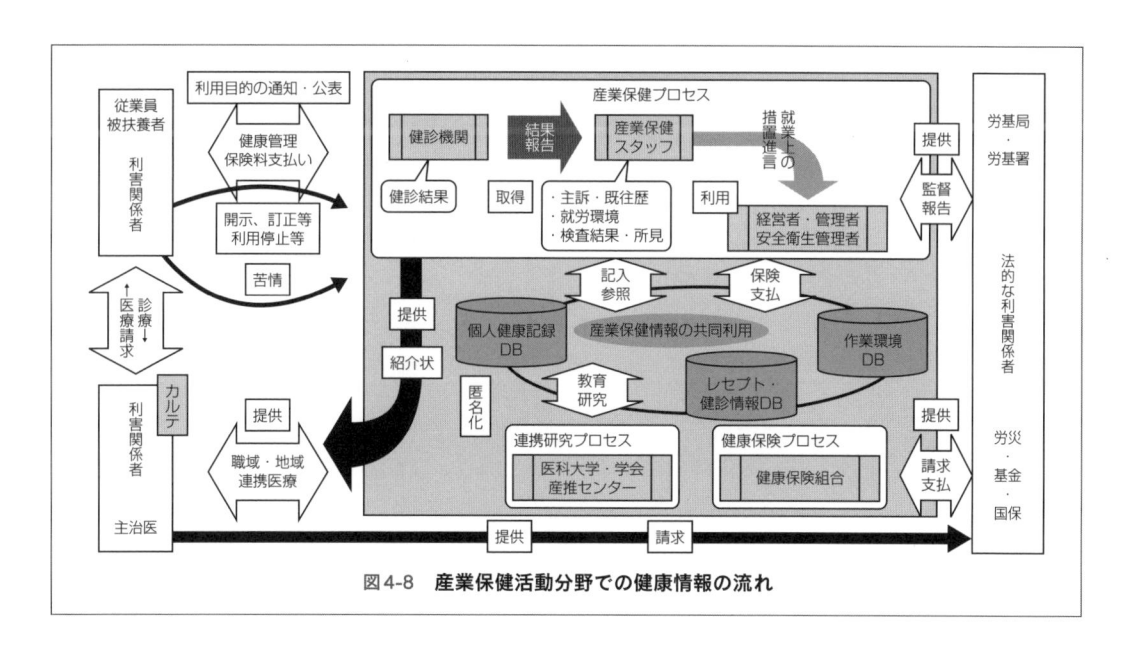

図4-8　産業保健活動分野での健康情報の流れ

　産業保健活動分野のコアとなる産業保健プロセスは、就労により健康が害されていないかを確認するもので、健診機関と産業保健スタッフと経営者等から構成される。産業保健プロセスの範囲のなかでは、健康情報は通常、実名で交換される。その一方、労働者の健康情報を事例として活用する際には、適切に匿名化を行うことが必要である。独立行政法人産業保健推進センター等には匿名化された事例情報が数多く蓄積され、利用者に活用されている。

　産業保健情報は、連携研究プロセスや健康保険プロセス、健康情報が交換（＝個人情報保護法上でいう〈提供〉）ないしは共同利用される。産業保健活動分野全体の利害関係者は、

従業員及び被扶養者、主治医、労災・支払基金・国保、及び監督官庁としての労働基準監督署等である。産業保健プロセスで交換される情報は個人健康情報ばかりではなく、**表4-2**に示すように、勤務先の作業環境や人事評価情報、匿名化されたり集計されたりした非個人情報も重要な情報である。

表4-2 産業保健活動プロセスで扱われる情報

個人情報	非個人情報
a. 健診機関から収集： 　一次健診結果情報・二次健診結果情報	a. 匿名化情報： 　学会・産業保健推進センター・安全衛生大会等への論文・報告資料
b. 産業医が作成・収集： 　個人健康情報記録・経営者への措置進言情報・主治医への紹介状・二次健診や精密検査への受診指示	
c. 企業が作成： 　従業員のインハウス情報（勤務状況・人事評価）・経営側の産業医の措置進言に対する返事・勤務場所の作業環境	b. 従業員個人名が非記載： 　作業環境情報 　安全衛生委員会議事録等
d. 主治医が作成： 　情報提供書（紹介状に対する返事）	c. 国・健診機関等からの健診統計報告資料
e. 従業員本人が作成： 　産業医の指示に伴う生活状況の報告 　（血圧や体温の表・過去健診結果や職場外の健康履歴）	d. 毒物・危険物等の情報

産業保健活動の場を活用して、医学研究等を行うことがあるが、その場合は共同研究の形をとることが多い。図4-9の「産業保健活動分野における共同研究の形態」と、図4-5の「臨床研究の形態と名称：共同研究」はほとんど同じ形であるが、法定の産業保健サービス活動の枠を超えて研究を進めようとすると「企業機密」が大きな壁となる。

産業保健分野へのISMSの活用 ❸

　産業保健は労働安全衛生法に基づいて、事業者が健康診断や面接指導を実施し、労働者ごとにその結果を保存し、就業上の措置や保健指導を行っている。労働安全衛生管理において、情報管理は「総括管理」のなかに位置付けられている。事業者が採用した産業医・産業保健師等の産業保健専門職が活動を行うために効果的で必要な情報を取得して、適切に保管し、有効に活用しなければならない。

図4-9　産業保健活動分野における共同研究の形態

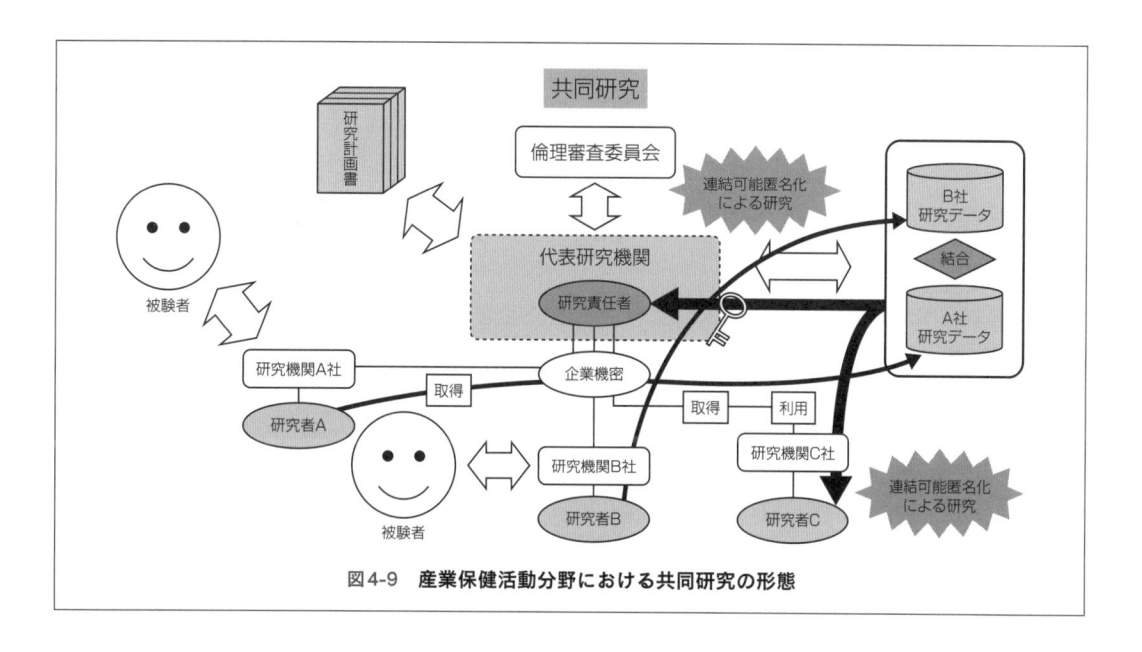

　図4-9に示したように、各企業の労働者（被験者）の健康情報の名寄せ（A社とB社の研究データの結合）を行って、勤務先企業をまたいで労働者の生涯にわたって健康に関する研究を行うには、研究機関A社と研究機関B社の労働者の個人情報を取得後、連結可能匿名化（氏名・所属企業名の削除等）を行い、代表研究機関が管理するA社とB社の研究データを結合すれば、2つの企業に勤務した労働者の経年の健康情報を得ることができる。その成果を、C社に所属する産業医が利用することになる。
　このようなスキームを産業保健活動分野で実現する場合、地域医療と同様にISMSの活用が有効となる。またその場合には、一般企業では4,000か所程度と保健医療機関よりも数多くのISMS認証を取得しているため、産業保健プロセス・連携研究プロセスや健康保険プロセスにかかわっている各機関が産業保健活動を行う際に、労働者・産業保健専門職・経営者は安全・確実に個人健康情報の共有と交換を行える環境を構築することができる。

④ セキュアな保健医療情報の共同利用を目指して

1　個人健康情報（電子カルテ情報・医用画像情報・医療費請求情報等）

　保健医療情報の高度利用に際して、今後は健康情報をどのように扱えばよいのだろうか。セキュアな個人健康情報の共同利用を目指して、個人を特定できる情報を保管できる制度について私見を述べてみたい。

　個人健康情報は保健医療そのものに必要なので、現在は健診機関・医療機関・健康保険組合・企業（従業員の健康情報）等の保健医療機関等が個人から情報を取得している。個人の診療等の目的で取得した情報を機関内に蓄積・利用し、必要に応じて利害関係者にその情報を委託（臨床検査等）したり、提供（医療費の請求等で支払基金へ）したりしている。保健医療機関等はその業務が終了した後（入院患者の場合は退院後）も一定期間（少なくとも5年間）個人の代わりに保存しており、特に研究等の目的で永年保存している場合も多い。個々の医療機関の努力も限界に迫ってきている。

　一方、電子カルテ情報と医用画像情報のデジタル化により、省スペース化と追加検索等の取り扱いが容易にできるようになった半面、特に小規模な保健医療機関では10年以上を経て、機密性と完全性（特に改ざん防止）と可用性を担保して保存することは極めて困難である。

　基本的には個人が自分の責任で、もしくは国（または国から委託を受けたコンソーシアム）が国民の負託を受けて保有することが望ましい。地域や産業保健分野等で連携医療を行う際には、必要な機関が個人もしくは国からの同意を受けて、必要な個人健康情報の部分をダウンロードする仕組みをつくればよい。

　ただし、この方式には、いくつかの課題がある。

　まず基本として、その本人（患者等）の主治医（もしくは主たる所属病院）を決めておく必要がある。健診機関・診療所（内科系・外科系）・高度医療機関・介護施設をわたり歩いた場合に、臨床検査や生理検査の基本の正常値が不明になり、現在が異常な状態か正常な状態かが分からなくなるからである。

　国（または国から委託を受けたコンソーシアム）が持つべき情報と各保健医療機関が持つべき情報の粒度には大きな差があるため、個々の医療機関が自機関内で保存すべき電子カルテ情報と、そこから患者を受け入れた医療機関等にとって必要な情報の粒度は異なる

ことが多い。例えば、患者の膝を治す整形外科の医師にとって、当該患者の脳の詳細なCT画像が役に立つとは思えないのである。

　これらの本人の正常値、異常値の管理や標準的な粒度の検査結果については、定期的な健康診断により、職域・地域を越えて、生涯、健康情報が管理されることが望まれる。

2　研究用健康情報

　匿名化情報（個人健康情報から個人IDを取り去った健康情報）は個人を特定できないように、個々の医療機関や研究機関で、その必要性に応じた粒度で保有するとともに、一部の健康情報については、国（または国から委託を受けたコンソーシアム）が基盤研究情報として蓄積することが望ましいと考えられる。

　疫学研究・臨床研究等の医学研究には、国から資格を得た研究者が自分の研究に必要な情報をダウンロードできる仕組みをつくる。ただし、匿名化情報であっても、ダウンロードの仕方によっては、個人を特定できる恐れがあるため、研究データベースの保有者はデータベース検索のログを取得し、監視・監査の義務を負う。

　以上のように、個人健康情報・研究用健康情報を取り扱う制度ができれば、我が国の保健医療は著しく効率化し、他国に先駆けて医学研究を進展することが可能になる。次節以降で、地域医療連携・医学研究・産業保健等で、個人健康情報や研究用健康情報を適切に取り扱う仕組みを検討する。

5　地域医療・医学研究・産業保健活動の情報セキュリティの観点から内部監査を目指して

　監査の役割は、初期においてはルールに適合しているかどうかをチェックすることである。つまり、皆が設定されたルールを守っているか、すなわち「適合／不適合」のチェックであり、それのみで事足れりと思われがちである。

　第2章において、監査で重要なことは有効性であると説明したが、監査結果を「適合かつ有効」な状態（図4-10）にするためには、監査を受ける側（受審側）の役割も重要で、受審の準備を確実に行い、不適合の指摘に対して真摯にアクションをとる必要がある。

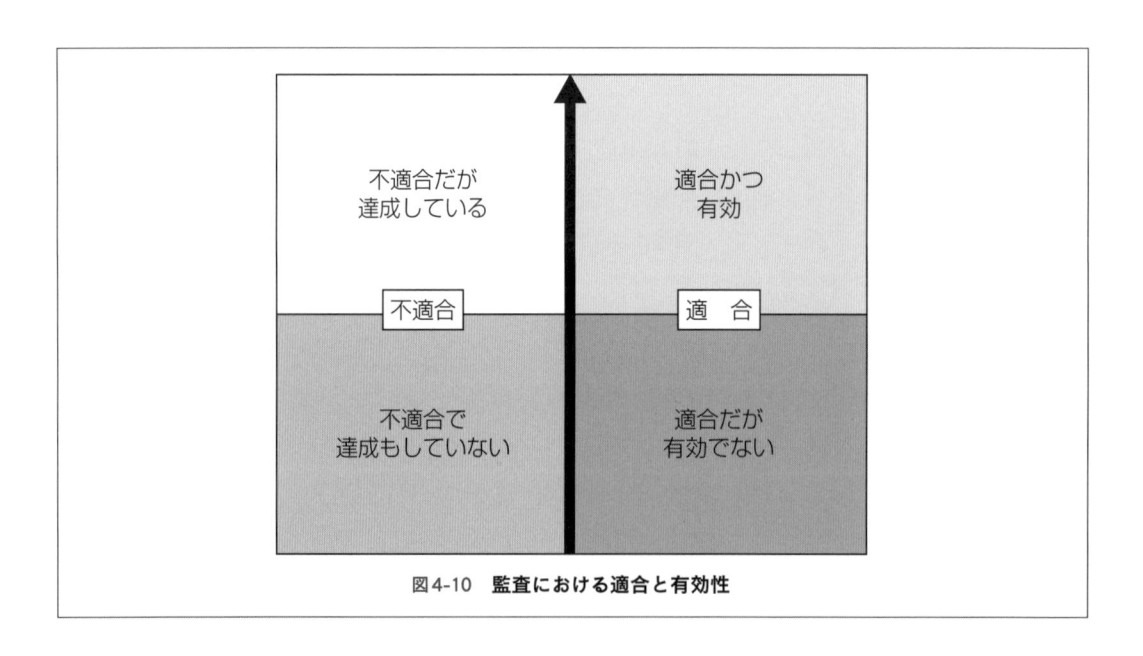

	不適合	適　合
上	不適合だが達成している	適合かつ有効
下	不適合で達成もしていない	適合だが有効でない

図4-10　監査における適合と有効性

　その地域医療・医学研究・産業保健活動が社会的に有用であることを前提にして、以下のことを確認されたい。

①情報セキュリティの管理目的のためにとっている管理策が「有効なのか有効でないのか」。
②計画した結果で「何をしたい、もしくは何を期待するのか」。
③達成度合いをみて、その方策が「役に立っているのか、いないのか」。

「適合性」に対して「有効性」とは、計画した活動が実施され、その結果が達成された程度を確認することを意味する。したがって、ルール自体の質が重要であり、「やること」よりも「やった後」が重要である。

有効性について、まず研究チームの内部で相互に監査し合って（第一者監査）継続的に改善し、さらに透明性の確保のために、研究を客観的にみる立場から第二者（研究対象者や研究機関の長、利害関係者等）・第三者（研究と利害関係のない組織）の監査を行える体制が必要となる。

ISMSを地域医療連携等に適用する場合、連携コンソーシアムが互いの信頼関係を確認するために、コンソーシアムのリーダとなる組織が監査を行ったり、各参加機関が相互に監査を行ったり、外部の利害関係者からの支持を得るために第三者認証を取得することが考えられる。

ISMSの第三者認証に関して、マルチサイト（Multiple Sites）認証というスキームがあり、現在このスキームはISO/IEC20006（情報セキュリティマネジメントシステムの監査と認証を実施する機関への要求事項）に記載されている。

マルチサイト認証とは、1つの組織が複数の類似サイトを持つときに、そのサイトをすべて監査するのではなく、サンプリングで監査して認証を行うことである。したがって、マルチサイトISMS認証のためには以下が条件となる。

①サンプリングされるサイトが業務内容やリスク等で類似していること。
②1つのマネジメントシステムで管理されていること。
③内部監査、マネジメントレビューの対象になっていること。等

このスキームは、地域医療連携の監査において、第三者認証に限らず適用できると考えられる。ISO/IEC27001からみた、地域連携医療システムのマネジメントに関して必須と思われる要件を表4-3に示す。

表4-3　地域連携医療システムのマネジメントの要件

1．地域連携医療システムとして識別された部分の、
　　（1）情報資産目録の作成とリスク分析
　　（2）管理目的、管理策の選択と適用宣言書の作成
2．地域医療システムとしての文書策定
　　（1）情報セキュリティ基本方針
　　（2）ISMS詳細規程
　　（3）運用手順の確立
　　　　a.地域医療の中核医療機関と加盟機関との地域医療システムに関する契約
　　　　b.地域医療システム関連職員への教育実施
3．地域医療システムに関する監査・見直し
　　（1）内部監査
　　（2）予防処置・是正処置
　　（3）マネジメントレビュー及び改善

　情報セキュリティの観点から、地域医療、医学研究、産業保健活動に参画する健診機関・医療機関においても、このような監査を行うよう努力することが機関との連携活動をより有意義なものにする。
　内部監査の具体的な手法については、第2章「4節 監視及びレビュー」を参照されたい。
　次の第5章では、こうした監査活動を含めたPDCA活動を実際に行っている健診機関・医療機関・研究機関の事例を紹介する。

第5章
ISMS構築とISMS認証取得機関の事例

1 事例① 放射線医学総合研究所 重粒子医科学センター病院
2 事例② 徳島大学病院
3 事例③ 芙蓉協会 聖隷沼津健康診断センター
4 事例④ 京都工場保健会

事例① 放射線医学総合研究所 重粒子医科学センター病院

1 施設の概要

　放射線医学総合研究所（放医研）重粒子医科学センター病院は、装置やシステムの複雑性や職種の多様性が際立っている。

　当院は、千葉県稲毛市にある放射線治療及び研究に特化した医療施設で、診療科は放射線科と歯科のみである。ベッド数は100床、外来患者数は1日70～100名の小規模な病院で、ほぼすべてが放射線治療の患者である。

　当院の病院情報システムは、大きく分けると、電子カルテシステム、患者登録・医事会計システム、放射線部門システム、臨床検査部門システム、薬剤部門システム、病理部門システム、画像管理システム（PACS）、重粒子治療スケジュール管理システム（一般には治療RISと同様のもの）、臨床データベース、重粒子管理システム、治療計画システム等が相互に連携して稼働している。その構成図を図5-1に示す。

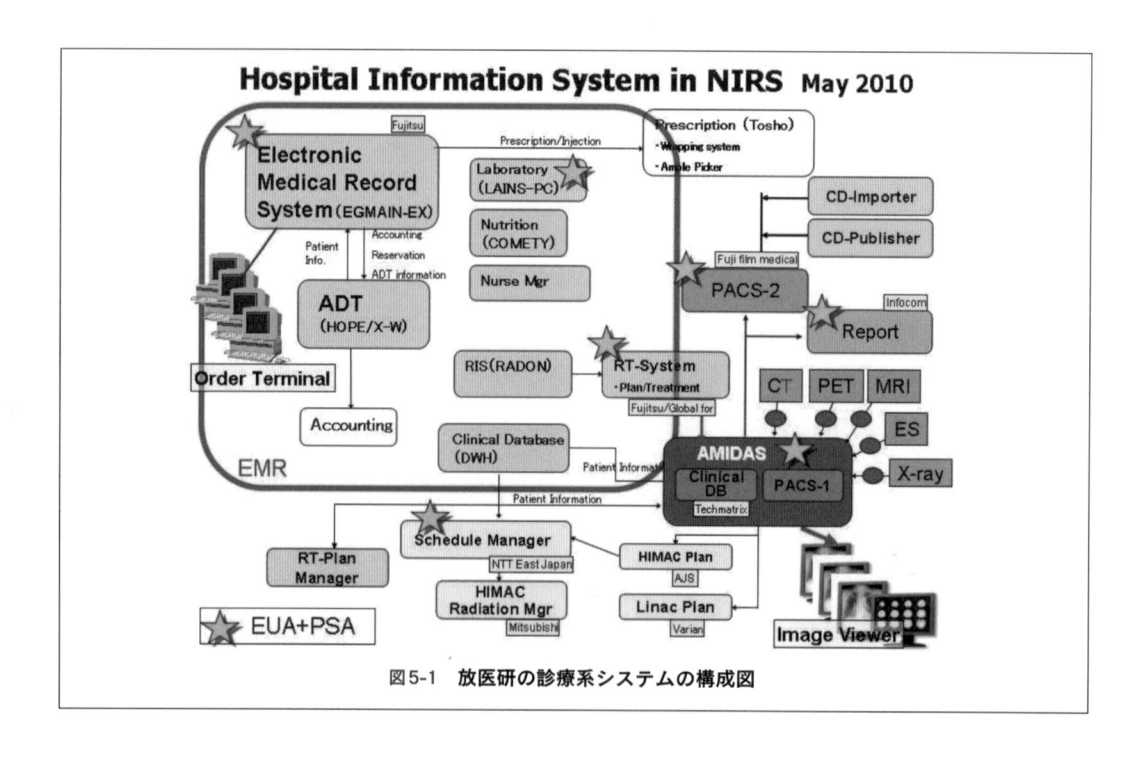

図5-1　放医研の診療系システムの構成図

事例① 放射線医学総合研究所 重粒子医科学センター病院

　当院には独特の機能がある。それは、複数システムを1回のログインで使用できるようにするためのシングルサインオン機能（当院ではIHEのEUA[*1]で実現している）と、あるシステムで患者を選択すると、それと連動して他のシステムも患者が自動的に切り替わり、患者のとり間違いを防止する機能（IHEのPSA[*2]で実現している）である。

　これらのシステムを操作する職種は、一般の病院であれば、医師、看護師、検査技師、放射線技師、事務部門となるが、放医研では特殊な放射線治療である重粒子線治療を行うので、それに加えて医学物理士（線量計算や照射方法のQC/QAを行っている）、研究者（放射線治療に関する研究を行っている）、放射線発生装置のオペレーター（イオン源や直線加速器、シンクロトロンの運転を管理する）等さまざまである。

　放医研には、4つのセンター（重粒子医科学センター、分子イメージング研究センター、放射線防護研究センター、緊急被ばく医療研究センター）がある。病院は重粒子医科学センターに所属しているが、他の3センターとも密接に連携しており、他のセンターの職員が病院にある情報システムを操作する必要がある。また、装置によっては、病院外に端末があり、その端末を他のセンターの職員が操作しなければならないこともある。

　放医研のネットワークは、インターネットと接続されている研究系のネットワークと、患者情報等の機微な情報を扱う診療系のネットワークが存在する。さらに、これらとは独立あるいは連携していくつかのサブネットがあり、ネットワークの安全性も重要な課題である。

2　医療情報システムの安全性確保の方策

　放医研の情報システムの安全性を確保する体制として、理事長を頂点とする情報セキュリティに関する管理体制がある。また、放医研のセキュリティポリシーは、情報セキュリティ委員会で整備されている。

　病院情報システムのネットワークは、以前は研究系のネットワークと接続されており、インターネットのホームページやメールを診療系のネットワークでみることができた。このため、メールを介してウイルスに感染する可能性や患者の個人情報が外部に漏洩する可能性があり、2009（平成21）年4月より、病院情報システムが接続されている診療系ネットワークと、インターネットに接続している研究系ネットワークを物理的に分離した。

　セキュリティポリシーを徹底するために、それに準拠した情報セキュリティ実施手順書（利用者編、管理者編）を作成した。この手順書を病院内や関連する部門で完遂するために、

[*1]　EUA：Enterprise User Authentication, IT Infrastructure Technical Framework Vol. 1（ITI TF-1）: Integration Profiles, Vol. 2a: Transactions, http://www.ihe.net/Technical_Framework/index.cfm#IT

[*2]　PSA：Patient Synchronized Applications, IT Infrastructure Technical Framework Vol. 1（ITI TF-1）: Integration Profiles, Vol. 2a: Transactions, http://www.ihe.net/Technical_Framework/index.cfm#IT

自分の部門で正しく手順書通り実施されているかどうかを簡便に判断できるようチェックリストもつくった。

情報セキュリティの実施の徹底を図るために、作成した情報セキュリティ実施手順書(利用者編、管理者編)に基づいて監査を行っている。この手順書を部門ごとにカスタマイズし、チェックしやすくするために作成したものが、情報セキュリティ実施手順書のチェックリストである。

各部門で情報セキュリティ実施手順書の遵守状況を調べ、さらに新たな問題点があるかどうかを確認するために、2007(平成19)年度から病院全体で監査を実施している。監査の実施は、医療情報課のマンパワーだけでは限界があるので、外部の業者に依頼している。2010(平成22)年2月に行った監査で対象とした部門は、重粒子医科学センター病院が11部門、緊急被ばく医療研究センターが1部門、分子イメージング研究センターが4部門の計16部門であった(詳細は巻末資料4〈134～136ページ〉参照)。

監査は、予備調査と本調査に分かれている。予備調査は2009(平成21)年12月中に、チェックリストについては部門別に項目の過不足を修正して最適化を図った後、チェックを行った。

次に本調査を行う。各部門の実務管理者(2～3名)へのヒアリング、現地調査、関係文書や記録の閲覧・照合等を外部の専門的監査要員に委託して実施した。

PDCAサイクルとして、この監査結果を次年度の監査までに改善するよう各部門では改善目標を定めている。この改善項目の遵守については次年度の監査でチェックされる。

3　PDCAサイクルによる改善

重粒子医科学センターでは、2006(平成18)年10月より電子カルテシステムを導入・運用し、医療に関する診療及び研究情報をペーパーレスで運用するとともに、PACSシステム、シングルサインオンや患者連動(IHE ITIのEUA・PSA)を開始した。これらに合わせて重粒子医科学センターでは、情報セキュリティに関する環境を整え、個人情報の特定・リスク分析の作業を実施する一方、個人情報の保護及び情報セキュリティに関する規定の充実を図り、ISMSのマネジメントシステムを導入する準備を整えた。

2007(平成19)年度からプライバシーポリシー・セキュリティポリシーに関する監査を、1年に一度行っている。2009(平成21)年度はこれまでの改善点も含めて監査を行い、監査報告書を作成して病院長に対するマネジメントレビューを実施した。

2008(平成20)年度から2009(平成21)年度にかけて指摘された問題点は、①アカウントの中止・廃止に関するルールの未整備、②研究を行う場合の準拠すべき法令・ガイドラインの明記、③診療系のネットワークとインターネットの接続、④画面のクリアによる個人情報の保護、⑤USBメモリ運用についての定期的な監督管理、⑥サーバ室の鍵の管理、

⑦ロッカーの施錠管理、⑧訪問販売員の病棟への立ち入り、⑨プリンターにおける印刷物の放置、⑩パソコン本体のセキュリティチェーン設置、⑪解錠・施錠記録の不備、⑫印刷された処方箋の処理、⑬パスワードの設定不備、⑭情報開示に関する教育の不足、⑮食札の印字内容の不備、⑯個人情報・情報資産とリスク分析の定期的な実施、⑰契約時のセキュリティ条項のひな形整備の17項目であった。これらの項目については改善が確認された。

改善が不十分であったのは、①パスワードの定期的な変更、②パスワードの桁数の不備、③端末（PACS）のスクリーンセーバーの不備、④ドアの施錠の不徹底、⑤「医療情報セキュリティ実施手順書（利用者編）」が周知されていない、⑥ウイルス対策ソフトの不備、⑦サーバルームにおける消火設備の不備、⑧サーバラックの耐震設備の不備、⑨指紋認証USB記憶媒体のMac非対応、⑩共用のID使用、⑪医療情報システム管理者向け研修の不備、⑫診療系ネットワークで医療情報課が管理していないネットワーク機器の存在、⑬情報セキュリティに関する事故発生時の緊急連絡先の更新等の項目であった。

監査では不備や問題点だけでなく、①中途採用職員を対象に情報セキュリティ教育を自主的に実施、②独自で指静脈認証の実施と月1回のパスワード変更といった良好な点も指摘された。

また、患者の個人情報を含む病院情報システムを取り扱う職員（医師、看護師、技師、事務等）を対象とした医療情報セキュリティ講習会を行い、講習会の参加を義務付けている。毎年4月に講習会を行い、新任の職員も交えて、前年度の監査の結果、指摘された点を含めた解説を行っている。講習会に参加できなかった職員や新規に採用された職員向けには内容を録画したDVDを作成し、このDVD視聴をもって受講とみなしている。2009（平成21）年度は、登録ユーザーで講習会に参加していない職員には警告を発し、DVDによる受講を完了していない職員12名は、システムを使用できないようにユーザーIDを無効とした。

4　考察

ISO/IEC13335-1によれば、組織が保護すべき情報資産について、機密性、完全性、可用性をバランスよく維持し改善することが情報セキュリティマネジメントシステム（ISMS）の基本コンセプトであるとされる。当院の情報セキュリティマネジメントにおいて、機密性と完全性はしばしば可用性と相反する対策が必要な場合もある。病院情報システムでは、医療行為という面からみるとシステムの効率性や使い勝手という点が重要であり、機密性や完全性を確保しようとすると、想定されるリスクと比較してどのレベルでバランスをとるかという点が問題となる。例えば、診察室で数分間離席する場合にログアウトを必須とするかどうか、どの時間帯で診察室や検査室等の施錠を必須とするか等である。今後はさらなる詳細リスク分析を行って、改善点を検討したい。

当院では2007（平成19）年度から、ISMSによるPDCAサイクルを念頭に、情報セキュリティ対策の具体的計画・目標を策定し、この計画に基づいた対策を導入・運用した結果の監査や見直しを行い、病院長による改善・処置を実施した。このPDCAサイクルを継続的に繰り返し、情報セキュリティレベルの向上を図ってきた。その結果、情報セキュリティの概念は職員のなかに十分に浸透してきた。今後は、実施できる対策と実施できない対策を検討しながら、業務上実施できない、あるいは実施が困難である対策を見直し、さらなる改善策を模索したいと考えている。

現在、当院では3医療機関と遠隔カンファレンスを行っている。これは、診療系ネットワークに接続されている電子カルテやPACSから、当院の患者の画像情報や臨床情報のデータを抽出して、別の独立したネットワークに接続された装置を利用した遠隔カンファレンスを行うものである。セキュリティが担保されれば、電子カルテやPACSから直接データを提示してカンファレンスができるわけだが、現状では実現できていない。

病院情報システムは、厚生労働省の医療情報システムの安全管理に関するガイドラインとも関係するが、ISMSとこのガイドラインに合致するような方法で病院情報システムを構築する必要がある。現状の緊急の課題は、地域連携システムや施設間連携システムと既存の病院情報システムの情報連携である。当院は、診療系のネットワークからインターネットに接続しているため大きなリスクがあるので、2009（平成21）年4月に物理的に切断し、大幅なセキュリティの改善を行った。一方、地域連携システムや施設間連携システムでは、可用性の面から何らかの接続が期待されている。

安全に地域連携システムや施設間連携システムを構築する方法にはさまざまな議論があり、今すぐに導入できる方法は皆無であろう。さらなる技術面、運用面における安全性の向上が望まれる。

5 まとめ

日常、病院情報システムを操作している者は業務上患者の個人情報を扱っているが、実際にどのようなことがセキュリティ上のリスクになるのであろうか。

まず第一に慣れによる意識の低下が考えられる。しかし当院では、監査を通じて2007（平成19）年度から2009（平成21）年度まで3年間にわたり、ISMSによるPDCAサイクルを遂行することにより、情報システムのセキュリティは向上したと確信している。この実感は当院のほとんどの職員にも共通していると思われる。

従来病院では、ヒヤリハット等の対策の活動を通じて、日頃からPDCAサイクルを行っているので、特にISMSのPDCAサイクルに対する抵抗感もあまりなく、多くの病院でISMSによる情報セキュリティの確立が十分に期待できる。

事例② 徳島大学病院

1　個人情報保護の背景

　近年のインターネット技術に代表されるように、社会は情報化を基盤として成り立っている。それは便利である半面、悪用されて大量の個人情報の漏れが発生している。情報化が浸透していくなかで、社会や個人の意識が高まり、個人情報保護に対する要求が強くなった。社会のなかであらゆる情報がさまざまな形で伝わっていく過程で、「漏れる」「失う」「尾ひれが付く」という情報の変容が生じる可能性があり、情報化には常にリスクが伴う。スパイウェア（のぞき見のソフト）等がメールに組み込まれて、知らないうちに個人の情報が盗まれるといった脅威が日常的に存在する。

　1980（昭和55）年にOECD 8原則が制定され、データに関する情報の主体である個人の権利や原則が明確にされた。その後、1995（平成7）年に個人情報保護についてのEU指令が出た結果、当時の通産省が「民間部門における電子計算機処理に係わる個人情報の保護に関するガイドライン」（1997＜平成9＞年）をつくり、これを基に1999（平成11）年に個人情報保護に関するマネジメントシステムの要求事項である、JIS規格に基づいたJIS Q 15001：1999が制定された。

　その後も、情報漏洩事故やそれに伴う損害賠償が発生し、企業や個人の負担が重くなってきたため、個人情報を守るためにさまざまな法律やガイドラインが整備されてきた。代表的なものは、「個人情報の保護に関する法律」（2003＜平成15＞年）、「個人情報の保護に関する法律についての経済産業分野を対象とするガイドライン」（2004＜平成16＞年）等である。

　また、施設中心の医療は地域を中心としたネットワークが重視されるようになったが、必要な個人情報を共有しなければ効率的な業務ができないため、情報化によるリスクが増大した。

　以上の背景から、「医療・介護関係事業者における個人情報の適切な取扱いのためのガイドライン」（2004＜平成16＞年）や「医療情報システムの安全管理に関するガイドライン」（2005＜平成17＞年）が制定され、技術面や運用面から個人情報保護の対策を講じることが必要となった。後者には、「医療においてもっとも重要なことは患者等との信頼関係であり、単に違反事象が発生していないことを示すだけでなく、安全管理が十分であることを説明できること」と書かれている。このような個人情報保護の意識が高まるなかで、より一層具体的なリスク回避の方法が求められるようになったのである。

2　個人情報の保護に関する法律

　いわゆる個人情報保護法における個人情報とは、容易にさまざまな情報を照合して、個人を識別することができるものである。例えば、記号、音声、写真等があるが、「容易に」識別できなければ個人情報とはいえない。また、個人情報保護法第二条では「生存する個人に関する情報」とされているが、厚生労働省による「診療情報提供等に関する指針」(2003＜平成15＞年)では、遺族に対して故人の診療情報を提供するよう記載されている。

　JIS Q 15001では、個人情報保護の体制を整備するために、死者を含めた個人情報が保護対象となっている。個人情報保護法でいう「個人情報データベース」とは、検索できるよう体系化された個人情報の集まりであり、必ずしもコンピュータのデータベースとは限らない。紙カルテでも、索引を付けて患者が来診した際にすぐに取り出すことができれば個人情報データベースなのである。

　医療においては、診療録や看護記録等が個人情報データベースに相当する。「保有個人データ」とは、開示、訂正、追加、利用停止、削除等ができる個人データで、開示することによって公益等が害されるものや半年以内に消去されるものは除く。そのため、個人データよりもその範囲は狭くなる。該当する法人が持っている全データが過去6か月間に一度でも5,000件を越えると「個人情報取扱事業者」となる。ある患者のデータが複数ある場合、つまり同一人物のデータは1件とカウントする。

　旧国立系の大学病院は2003(平成15)年の「独立行政法人等の保有する個人情報の保護に関する法律」が適用されるが、2005(平成17)年の「国立大学附属病院における個人情報の適切な取扱いのためのガイドライン」等もあり、これらの法律やガイドラインに則って、個人情報保護を図る必要がある。

　よく個人情報とプライバシーが混同されるが、プライバシーは近年「自己情報のコントロール権」という意味合いで使われるようになっている。これは、個人の情報であれば主体である本人がいつでも削除・訂正できる権利を持っているということである。ここでいう個人情報には、個人の秘密という意味合いはない。

3　プライバシーマーク取得

　ISMSはすべての情報資産の管理を行う制度であり、「情報処理部門」「研究部門」等の事業部門単位で取得できるのに対して、プライバシーマーク(Pマーク)制度は原則として部門別ではなく、事業者を対象として「個人情報の保護」を行う日本独自の制度である。日本工業規格「JIS Q 15001：個人情報保護マネジメントシステム──要求事項」に適合していることを第三者機関が認証する仕組みとなっている。

　計画、実施、監視、改善というPDCAサイクルのなかで、個人や外部組織に確認して

もらう個人情報保護のためのフレームワーク(枠組み、取り決め)であり、PマークはJIS Q 15001に適合していることを示すマークである。保健・医療・福祉部門は財団法人医療情報システム開発センター(MEDIS-DC)が指定機関であり、同センターから付与認定される。書類を提出後、受審資格があると認められて受理されたら、同センターにより現地審査が行われる。審査に合格すれば、財団法人日本情報処理開発協会(JIPDEC)がPマークの使用を許可する。

取得対象になる業者は、個人データベースを「事業の用に供する者」、つまり個人情報を取り扱う業者である。対象となる部門が個人情報の取り扱い方に特徴があるときは、部門ごとに取得することができる。

大学病院は「独立行政法人等の保有する個人情報の保護に関する法律」に沿って、個人情報保護を行うことになる。大学病院によっては、学部や教育・研究を旨とする部門とは異なる「診療施設」という明確な役割を持つ「医学部附属病院」と規定されるところもある。そこで扱われる個人情報は多量で複雑である。そういう意味において、大学病院は1事業部門として、Pマークの対象となるべき性格を持っている。当院は、旧国立大学医学部附属病院として、2003(平成15)年10月に全国最初の専任院長を置いた病院であり、こうした独立性から1事業部門として審査の対象となった。

2005(平成17)年4月頃より、Pマーク取得に向けてワーキンググループをつくり、ISO/IEC27001も参考にしながら規定等を作成、7月に全病院的にJIS Q 15001：1999を開始し、2006(平成18)年5月にはPマークを取得した。その背景には、医療従事者の個人情報漏洩の危機感が高まったことが考えられる。その結果、リスク発生時の連絡体制(図5-2)やセキュリティに対する職員意識、設備を含めた安全対策が向上した(図5-3)。

また、案外気付かないことではあるが、個人情報は精神的にリラックスする場所で漏れることが多い。そのために、最近はおしゃべり禁止マーク(図5-4)をエレベータに貼っている。さらに、これだけはして欲しくないことをまとめた「べからず10カ条」(表5-1)をつくった。

当院はJIS Q 15001取得を、独立法人化後の病院信頼度向上につなげるための経営マネジメントの一環として位置付けている。

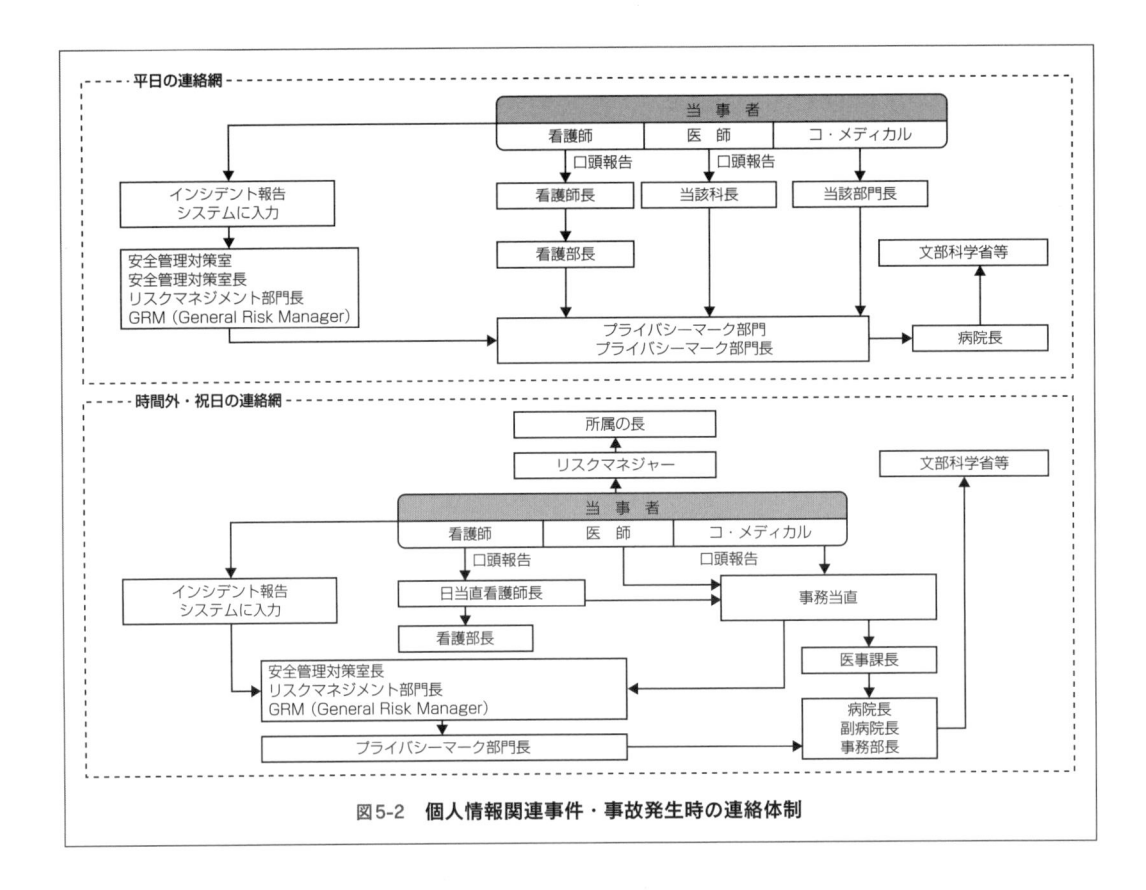

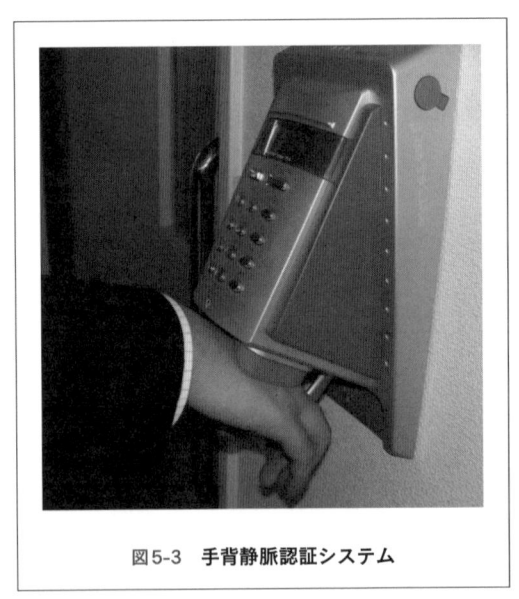

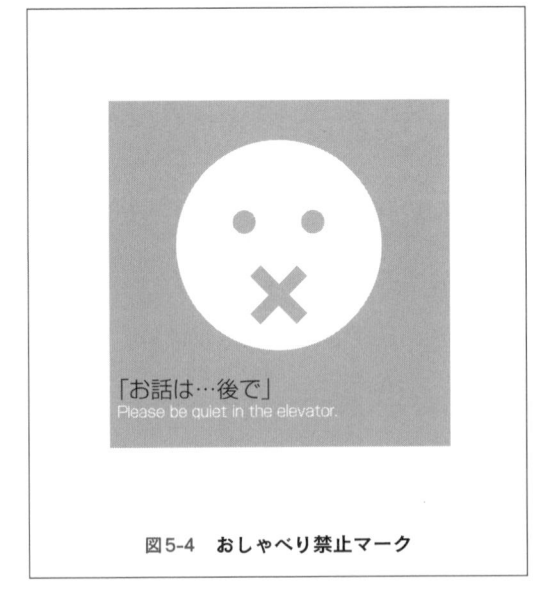

第5章 ISMS構築とISMS認証取得機関の事例

図5-2 個人情報関連事件・事故発生時の連絡体制

図5-3 手背静脈認証システム

図5-4 おしゃべり禁止マーク

事例② 徳島大学病院 ❷

表5-1　べからず10カ条

1．診療録・補助診療録　放置するべからず
2．外部から見える状態でパソコン等　使うべからず
3．不在時の施錠　忘れるべからず
4．廊下では患者のこと　話すべからず
5．患者情報　持ち帰るべからず
6．HP、ブログ、ソーシャルネットワークサービスを通じて患者情報　公開するべからず
7．パソコン画面表示のまま　離席するべからず
8．パソコンへ何でも　インストールするべからず
9．容易に患者情報記載書類　捨てるべからず
10．勝手な判断で患者情報　取扱うべからず

4　JIS Q 15001：2006

　ISOに準じて、JIS Q 15001：1999の「コンプライアンス・プログラム要求事項」が、JIS Q 15001：2006では「個人情報保護マネジメントシステム要求事項」という名称に変更された。個人情報保護法の用語に合わせて、「情報主体」が「本人」となる等、用語の統一が図られている。

　マネジメントを行ううえで、その行動規範となる文書をどう構成するかが重要であるが、そのなかでも個人情報保護基本規程や個人情報保護方針は最上位に置かれる重要な文書であり、適用範囲や使用する用語の定義等が行われる。そして、個人情報の特定やリスク分析を行い、保護方針、内部規定、手順書などを作成し、教育の実施、運用、監査、見直し等、一連の流れによって全組織的に取り組まれる。

　ここでいう「方針」とは、個人情報の保護をどのように行うかというその施設の基本的な考え方である。「内部規定」とは、個人情報の取り扱いに関する基本原則を定めた文書であり、計画、実施及び運用、管理、監査等に関する文書である。

　「リスク分析」とは、リスクの情報を調査、特定し、個人情報が漏れたときの影響の大きさを決めるプロセスであるが、当院の「個人情報特定・リスク分析規定」では「リスク値＝個人情報の価値×脅威×脆弱性」としてリスクレベルの目安としており、それぞれ低中高（1、2、3）の3クラスに分類される。個人情報の価値は、機密性、完全性、可用性のなかの最大値とし、脅威は発生頻度と影響度のうち大きいほうの値とするが、適切な漏洩管理対策がとられているかどうかの判断基準となる脆弱性の評価を重視している。なぜなら、脆弱性が対策可能な最後の部分、いわば「リスクの最終防壁」と考えているからである。「実施及び運用」とは、個人情報保護体制が組織的に実行されることである。

　「教育」とは、Pマークの取り組みについて全員に周知することであり、最低でも年1回は行わなければならない。これは出入りの業者も同様である。その方法については規定されていないが、当院はeラーニングによってかなりの部分を行っている。Pマーク教育用に開発したものを使用しているが、これによって、忙しい医療従事者に対する効率的な教

育が可能となった。ログの取得、医局会での閲覧による受講者名簿の作成等により受講を確認している。

「監査」とは、監査責任者がマネジメントシステム実施の確認を行うことであり、当院では年に2回（1回は特定の場所のみ）行うことにしている。

「手順書」とは、具体的な手順を明記することによって物事を実行できるよう、その方法について具体的に定めた文書であり、一般的に取得、開示、変更、削除、保管、契約、安全管理等の手順書がある。マネジメントシステム実施のための指針としては、MEDIS-DSの「保健医療福祉分野のプライバシーマーク認定指針（第2版）」がある。

5 個人から組織へ

これまで国家予算体系のなかで過ごしてきた旧国立大学病院は、補助金削減の波にさらされており、各大学病院は資金獲得競争に迫られている。そうしたなかで、経営マネジメント指向の組織づくりは、経営戦略を練り上げて全員に理解してもらうためにも大切である。

当院は2004（平成16）年にISO9001を取得していたが、リスクマネジメント体制を導入することも不意の経営損失を防ぐ意味で重要であると考えた。そのためには、現状を分析する必要があり、リスクは何か、その回避方法、それを維持する体制について、JIS Q 15001に則って内部的に検討・実施した。

大学は本来、独立性のある各個別組織の集合体であるため、企業のように組織として動くことはあまりないが、研究組織の持つ力を十分に発揮するためには組織力が必要となる。特に事務組織との連携強化は重要かつ必須である。企業でも研究部門と営業部門が独立して存在しているわけではなく、経営戦略に則った研究組織が存在する。ただし、大学自体は企業とは違って利益を追求する組織ではないので、効率化が行きすぎて逆に不自由な環境になってはならない。研究者にストレスのかからない環境をつくり、自由でリスクフリーな教育、研究体制を保障し、大学の持つ潜在力を効果的に発揮しなければならないのである。

そうした組織変容のきっかけとなるのが、マネジメントシステムを主体とするISOやPマーク取得である。特にPマーク制度は莫大な個人情報を扱う大きな組織である大学病院の自己防御のために必要な仕組みであると考えられる。なぜなら施設管理等も重要なことであり、個人の努力だけに任せたとしても、その質を維持、管理することはできないからである。

いろいろな専門分野の集合体である大学病院は、その成り立ちの経緯から、個人情報の扱い方について各診療科で異なった考え方や運用方法があって、意思統一が難しいのが現状である。現在、Pマークを取得している大学病院は2病院にすぎないが、当院で最初に

スムーズに導入できた最大の理由は、会議などさまざまな機会を通じて、「個人情報の漏洩が起これば、その結果、個人の倫理的責任や賠償責任が問われ、専門家としての将来がダメになる可能性がある」という意識を喚起したからである。こういった自意識の向上に訴えることは、病院に限らず、導入のきっかけになる。

　組織における業務は、みえない情報のやりとりが基本である。情報の流れをうまくコントロール、整理し、視覚化できる環境が整えば、リスクの低下につながる。なぜなら、リスクは情報の曖昧なやりとりから生じるからである。逆に、情報化されたフレームワークのなかでは、それにしたがわないと業務ができないので、情報の流れが秩序あるものとなって、リスクの低下が期待される。情報化と組織づくりは、リスク低減という共通の視点から検討されるべきものと思われる。

6　まとめ

　社会における医療環境の変化のなかで、地域で患者を看ることが重要となってきた。これまでのように目の前で患者を管理することができる病院内の医療から、保健や福祉も含めた多様な職種が関わる地域連携型の医療に変化してきている。地域連携では、異なる場所で異なる職種が情報を共有して1つの目的のために働くが、そのためには厳密な情報の管理が必要である。病院内での個人情報漏洩リスクだけでなく、地域での漏洩リスクが増えているが、個人情報の正確さや安全性を担保すれば、社会の質を向上させることにつながる。個人情報が悪用されて個人の権利が侵害されては、幸福で安定した生活は望めない。

　元々EUの貿易における個人情報保護からリスク管理の発想が出てきたので、その理念の原点に戻ったといえるのかもしれない。そのため、個人情報が管理できている体制は安心感につながり、関係者の満足度や信頼度を高めることができる。いわば、目にみえない防護壁のようなものである。

　逆にいえば、その仕組みを積極的に整備することで、サービスを売り込むこともできるであろう。例えば、徳島県は糖尿病死亡率全国ワーストワンといわれているが、中国の糖尿病患者らを対象に当院と連携して健診や運動・食事療法を行い、さらに名所観光をしてもらう「メディカルツーリズム（医療観光）」を2010（平成22）年に試行した。見知らぬ土地で個人情報が漏れては信頼がなくなってしまう。個人情報保護のための規則や方法、その体制が整っていることが大切なのである。

　法人化された大学病院は患者、家族の真のニーズを明らかにし、その満足度をより高める必要がある。そのなかで、組織的に個人情報を守りながらその仕組みを利用し、個人情報が関わるプロジェクトを安心して遂行できるようになった。そのきっかけがPマーク取得であった。

3 事例③ 芙蓉協会聖隷沼津健康診断センター

1 ISMS取得にいたった経過・理由

　財団法人芙蓉協会聖隷沼津健康診断センター（以下センター）では、施設内、施設外合わせて年間10万人を超える受診者の健康診断及び精密検査等を行っている。予約、検査、結果判定、報告用紙出力といった業務はITがなくては成り立たない。それほどITは不可欠なツールである。主たるデジタル機器は健康診断システムで、サーバが2台、端末が117台（モダリティ付属を含む）設置されている。図5-5は当センターが所持する機器である。

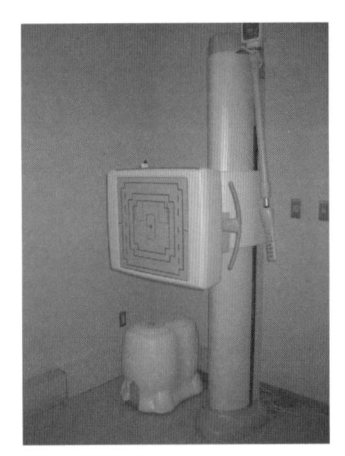

| デジタルX線胸部撮影装置（1台） | デジタル胃部撮影装置（2台） | デジタルマンモグラフィ（1台） |

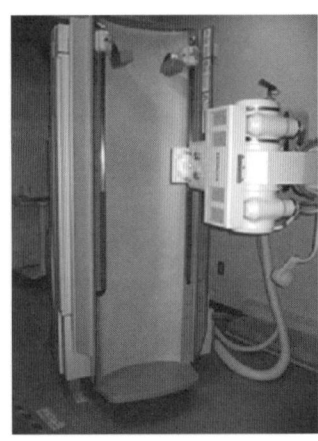

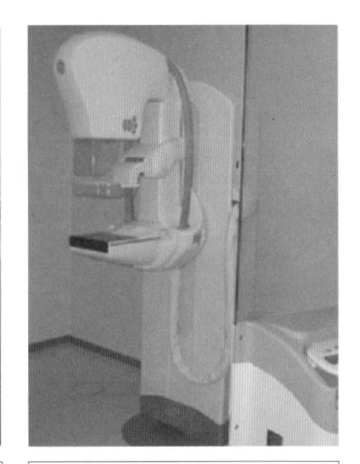

図5-5　聖隷沼津健康診断センターの主なデジタル機器

　当センターでは、「人間ドック・健診施設機能評価」（日本人間ドック学会）や「労働衛生サービス機能評価」（社団法人全国労働衛生団体連合会）の施設認定を取得し、「健診の質」のニーズに応えてきた。
　2005（平成17）年より個人情報保護法が全面施行され、いまや受診者、事業所・健保組合等のニーズは「健診の質」だけではなくなった。

健診機関が情報資産の重要性を認識し、個人情報保護、情報セキュリティ対策にどのように取り組み、いかに受診者、事業所・健保組合からの安全、安心及び信頼に応えられるかということも大きなニーズになってきているのである。実際、受診者、事業所・健保組合からのセキュリティ対策に関する問い合わせも増えている。

そこで、当センターは情報資産保護の取り組みとして、個人情報保護の「プライバシーマーク」の認証取得を計画した。プライバシーマークは「個人情報の機密性」に重きを置いた制度であるが、情報システムの運用に不可欠な情報セキュリティ要素(機密性・完全性・可用性)のすべてを網羅しているとはいえない。

そのため当センターは、社会的責務である情報資産保護を実現するために、「機密性」「完全性」「可用性」の３要素を含み、情報セキュリティ対策のマネジメントシステムを構築することができるという面から国際規格のISMS（ISO/IEC27001）を選定した。

すでに同一法人内の聖隷沼津病院がQMS（ISO9001）の認証を取得していたこともあり、組織が仕組みを確立(P)・運用(D)し、内部監査を実施(C)し、継続的改善(A)の達成(PDCAサイクル)を要求仕様とする、国際規格のISOマネジメントシステムのISO/IEC27001というツールにはなじみがあった。

多数の情報資産と情報処理システムを活用するためには、「安全」「安心」「信頼」というニーズに応えることができる手段になると考えて、組織としてこのツールの取得を決定した。

2　ISMS確立までの実施事項と留意すべき点

当センターでは、2009（平成21）年６月より「ISMS導入推進委員会」を立ち上げた。認証取得に向けての準備をスタートさせ、翌年２月初旬に審査受診・認証取得という短期間の計画を立てた。だが、この計画では健診業務多忙時期である６〜11月と重なってしまうため、時間的制約がさらに強まった。

この短期間のうちに業務フロー・資産の洗い出し等からスタートしたが、リスクアセスメント、管理策、文書作成、監査といった従来のやり方では計画に無理があると判断した。そこで、ISMS導入推進委員会の役割を文書作成精査とフロー作成の２つに分担した（図5-6）。

```
ISMS導入推進委員会（役割担当）
経営者（所長、事務長）
─────────────────────────
ISMS導入推進委員会事務局（委員長、文書作成担当、フロー作成担当）
委員長　事務次長（電算・情報処理担当次長）→人事異動後は筆者
・文書作成精査担当：課長（筆者）、事務次長（総務経理担当）
・フロー作成担当：係長２名
```

図5-6　聖隷沼津健康診断センターのISMS導入推進の役割構成

そして、その作業を同時進行させるという「並列計画」で活動を開始した（図5-7）。

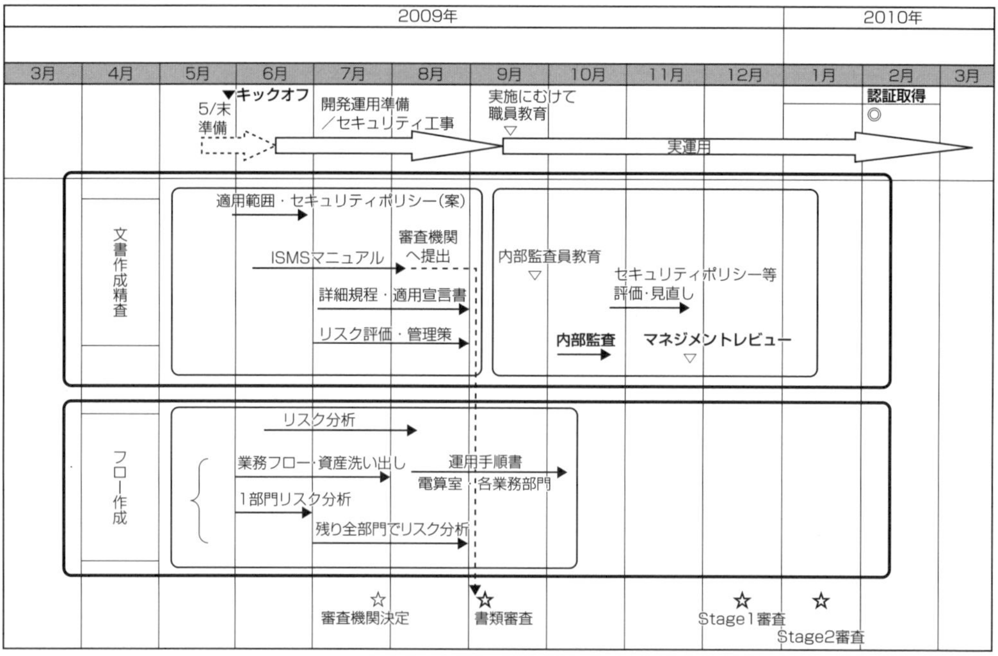

図5-7　ISMS認証取得スケジュール

　この時点では決められた役割分担のまま準備をはじめたが、「並列計画」は文書作成とフロー作成（リスク分析）のそれぞれを「シンクロ」させてこそ意味があるので、その「シンクロ」がとても大きな課題となった。

　本来ならば業務フロー・資産の洗い出し等からスタートして、リスクアセスメント、管理策、文書作成、監査へと進んでいく「直列計画」を行い、このプロセスの流れで「理解度」が高まって「全体像」をつかめるようになり、システム化が進んでいくのが理想である。

　だが当センターでの「並列計画」では、それぞれの担当部分の作業が進んでいく過程で、個々の作業レベルでの「理解度」は高まっていったが、各委員は「全体像」がとらえられず、シンクロの間に「格差」が生まれてしまった。

　「全体像」がとらえられない現状に苦慮しているなかで、Stage1審査直前の10月に委員長が人事異動で転勤になり、急遽代役を立てなければならなくなった。そこで、文書作成精査担当の筆者がその役割を引き継ぐことになった。

　まず最初に行ったことは「全体像」を各委員に伝えることだった。その過程で気付いたのは、ISMSとQMSでは「PDCAサイクル」が異なるということである。ISMSでは、P（規程等の作成）→D（実践）→C（監査）→A（是正処置）の前に、C（リスクアセスメント）→A（リスク対応計画）という流れがあることを理解しないと作業が進まない。Stage1審査の

事例③ 芙蓉協会 聖隷沼津健康診断センター ❸

時点では、私自身はまだ流れについて理解していなかった。

Stage1審査の段階でもまだ「シンクロ」は不十分であり、フロー、アセスメントへの理解度の進捗状況は不十分であったために、Stage1審査ではリスク分析とリスク対応に関する指摘を数多く受けてしまった。

そこで、指摘事項への対応の仕方について、コンサルタントと相談して検討を行った。その結果、リスク分析は正しく行われていたが、分析結果からリスク対応計画を作成し、規程の作成、実践、監査、是正へとつなげていく流れが足りないことが分かった。つまり、文書作成とフロー作成の「シンクロ」を理解し、実践することである。それを改善することで、Stage2審査をむかえるまでに、最終的に文書作成とフォロー作成を「シンクロ」させて認証へと結び付けることができた。

ISMS確立の過程で委員長として感じた留意点は、「全体像」「理解度」「シンクロ」の大切さである。

「全体像」とは、プロセスの明確化である。これは、ISMS導入推進委員に道筋を示し、今どこにいるのか、何をしていなければならないのかを明確化することである。「理解度」とは、なぜ行うのか、何の目的であるのかという根拠を明確にすることである。コンサルタントの指導を理解し、ISMS導入推進委員の「理解度」を高めるための教育が必要になる。「シンクロ」とは、経営者（所長・事務長）・ISMS導入推進委員会事務局・委員・一般職員それぞれの力の結集であり、大きな意味での進捗管理である。

これらをつなげていくことが大切であると感じた。

3　認証取得までのコンサルタントのサポートを受ける体制

当センターでは、目標とする認証取得までの期間が極めて限られていたこともあり、自力による認証取得ではなく、外部コンサルタントのサポートを得る体制をとった。

コンサルタントが必要かどうかは一概にいえないが、ISOの導入は「自らが決め、自らが行う」ことが基本であり、コンサルタントのコンサルテーションはあくまでも助言であると認識しなければならない。

認証後の今となれば、もっと上手にコンサルタントを活用できることもあっただろうし、意味の理解も違っただろうが、その時点ではベストを尽くしたと思っている。

振り返れば、聖隷沼津病院が2004（平成16）年にQMSの認証を取得した際には、事務局を中心として2000（平成12）年頃からQMSの学習を開始し、自らが導入の必要性とポイントを十分に理解したうえで、コンサルタントの助言を受け入れて、自機関の身の丈に合ったマネジメントシステムの構築に成功した。

病院でのQMSの際は、「医療の品質」の考え方が極めて幅広いため、品質を継続的に改善する仕組みづくりさえできていれば、認証取得のハードルを自分たちで設定することが

できた。
　ISMSの認証取得の際には、自分たちが設定するハードルの最低限のラインを厚生労働省の安全管理ガイドラインにならうということをコンサルタントから教わったので、根拠が明確になった。少し高いハードル設定にはなったが、このハードルを越えることに全力を尽くしたのである。
　その結果、ISMS認証取得、顧客への説明責任及び健診センター内部への説得を果たす際に、安全管理ガイドラインというハードルの根拠と目標を明確に示すことができ、ISMSの理解と推進が高まるという大きなメリットを得た。
　今回は極めて短期間にISMS認証取得を目指したため、ISMS導入推進委員長である筆者が、コンサルタントの助言を十分に理解する時間とISMS導入推進委員に咀嚼して実施事項を伝える時間が不十分であった。
　コンサルタントは作業の支援を得るためだけの存在ではなく、助言を得るためのツールと考えて、「コンサルタントを上手に使う」ことができれば、さらなるよい結果を導きだせたのではないかと実感している。

4　事務局の役割と経営者の存在

　ISMS導入推進委員会事務局の役割は、経営者・ISMS導入推進委員会事務局・委員・一般職員それぞれにみえないものをみえるようにすることである。つまりは前述した「全体像」「理解度」「シンクロ」を具体化して、これを経営者・ISMS導入推進委員・一般職員に共通認識として伝えていくという「媒体」の役割である。
　ISMSでは経営者の存在がとても大きい。基本方針を示すことからはじまって、PDCAのすべてのプロセスでかかわる。幸いにも当センターの経営者はこのプロジェクトの重要性を理解し、ISMS導入と基本方針を決定し、ISMS導入推進委員会をはじめ、必要な役割を指示するとともに議論の動向を自ら出席して理解し、事務局の説明に耳を傾けてもらうことができた。特にマネジメントレビューには多くの時間を割いて、経営者とISMS導入推進委員会事務局の意思疎通の1つとなり、そのたびに適確に指示された。

5　Stage1審査とStage2審査への対応

　Stage1審査では、「並列計画」の役割分担とQMSのマネジメントシステム確立に従事した経験を生かして、コンサルタントから提供された健診業務に適切な文書ひな形を自機関に適用するために十分な時間を得ることができた。Stage1審査までに文書作成精査の部分ではかなり細かいところまで行えたので、審査での規程等はほとんど問題なくクリアできた。しかしその半面、「並列計画」の逆側のデメリットである「シンクロ」不足で、リス

クアセスメントの理解不足という弱点が指摘された。

　Stage1審査で当センターの取り組みの強みや弱みが明確になったので、Stage2審査までの間にこの弱みの強化に全力をあげた。

　こうして、Stage1審査からStage2審査までの期間で「全体像」「理解度」「シンクロ」ができあがっていった。

6　まとめ

　認証取得はゴールではなく、ようやくISMSのスタート地点に立ったということである。認証取得までのプロセスによって、ISMSのシステムを理解することができたと実感する。システムも組織もソフトもハードもすべて「PDCAサイクル」をまわして積み重ねていくなかで熟成していくものだと感じている。

　当センターでは、認証取得のプロセスで、進んだり戻ったりを繰り返しながらこのツールを使ってきた。まだ使いこなせていない面もあるが、これからこの効力を実感して、受診者、事業所・健保組合からの「安全」「安心」「信頼」というニーズに応える結果をつくりだしていくつもりである。

4 事例④ 京都工場保健会

1 施設の課題

　財団法人京都工場保健会は、1940(昭和15)年に中小企業共同保険施設として設立された。業務内容は、労働安全衛生法に基づく定期健康診断、特殊健康診断・雇い入れ時健診・海外渡航時健診、人間ドック・生活習慣病予防健診・健康増(THP)、健康教育(保健指導、栄養指導、運動指導)、保険診療、作業環境測定・計量証明事業、産業医活動、労働安全衛生コンサルタント業務と多岐にわたっている。職員数は429名(2010＜平成22＞年3月1日時点)で、職種は医師、保健師、看護師、薬剤師、臨床検査技師、診療放射線技師、栄養士、作業環境測定士、ヘルスケアトレーナー、労働衛生コンサルタント、臨床心理士、事務職と多彩である。京都市内を核に長年にわたって事業を展開している。京都府内の企業をはじめ、大阪府や兵庫県、滋賀県といった関西一円に広く進出しており、全国展開をする上場企業との長い付き合いもある。

　もともと医療にかかわるスタッフが多く、医療職はカルテ情報の扱いを経験しているので、個人情報保護やセキュリティに関する意識が比較的高く、長年にわたる事業経験から組織としても個人のセキュリティに関する問題意識を持つバックグラウンドがあった。しかしながら、セキュリティ意識の低い職種や事業分野等もあるため、職員間や組織内での意思統一をいかに進めていくかが継続的な課題でもあった。

2 ISMS認証取得を決めた動機

　企業外の労働衛生機関として、顧客から預かっている情報資産を脅威から保護するために、その情報セキュリティ体制について第三者の認証機関審査を受けることで、より一層顧客の信頼を確保したいという経営陣の判断からISMS認証取得を決定した。

　認証取得を決めた段階において、総合健診センターではISO9001を取得していた。そのため、ISOのマネジメントシステムや運用に関する経験者はいたが、情報セキュリティに関する取り組み方法や進め方に不安があった。そこで、当初(2003＜平成15＞年)は大手コンサルタント会社にコンサルタントを依頼したが、当会に選任されたコンサルタントとはISMS認証取得の進め方や費用面で折り合いがつかなかった。結局、当時の情報セ

キュリティ委員の知り合いを通じて、別のコンサルタントに依頼することとなった。ユーザーの業種や業態等の特徴に合わせて相談できる経験豊富なコンサルタントの存在の重要性を感じた。

実際には、表5-2に示したスケジュールに基づいて準備を進めていった。

表5-2 ISMS取得までのスケジュール(導入研修前に以下の推進体制を確立)

	2003(平成15)年 12月	2004(平成16)年 1月～2月	3月～4月	5月～6月
①導入研修	→			
②情報資産洗い出し		→		
③リスクアセスメント			→	
④リスクマネジメント			→	
⑤管理策の選択				→
⑥文書化・運用支援		→		
委員会(個別説明会含む)	2回 6月	5回 7月～8月	6回 9月～10月	5回 11月～12月
⑦文書化・運用		運用開始		→
⑧内部監査員養成研修	→			
⑨内部研修支援			→	審査1・2 2日・3日
委員会	2回	5回	予備審査	審査(1・2)

当会は関西一円に複数の支所があったので、京都市内の本部と宇治支所でまず導入して、順次全組織に拡大する方式を採用した(表5-3)。

表5-3　各拠点の認証取得後の経緯

◇ ISMS／BS7799　2005（平成17）年1月取得
　● 京都工場保健会　本部（京都市）
　● 京都工場保健会　宇治支所（宇治市）
◇ ISO27001：2006　移行継続審査　2006（平成18）年1月
　● 京都工場保健会　御池保健センター（京都市）　追加
◇ 2007（平成19）年1月取得　継続審査
　● 京都工場保健会　神戸健診クリニック（神戸市）　追加
◇ 2008（平成20）年1月更新審査　認証
　● 京都工場保健会　壬生保健センター（京都市）　追加
◇ 2008（平成20）年12月継続審査

3　ISMS管理体制

　現場に近い者を情報セキュリティ管理者にあてるのが重要である。その管理者に一定レベルの水準を求めるためには、職員の意識改革が必要となる。当会では従来からセキュリティ意識が高かったので、新たな教育に対する障害はそれほど多くなかったが、全体のレベルを一定にするためには個別に対応しなければならなかった。表5-4にISMSの推進体制を示す。

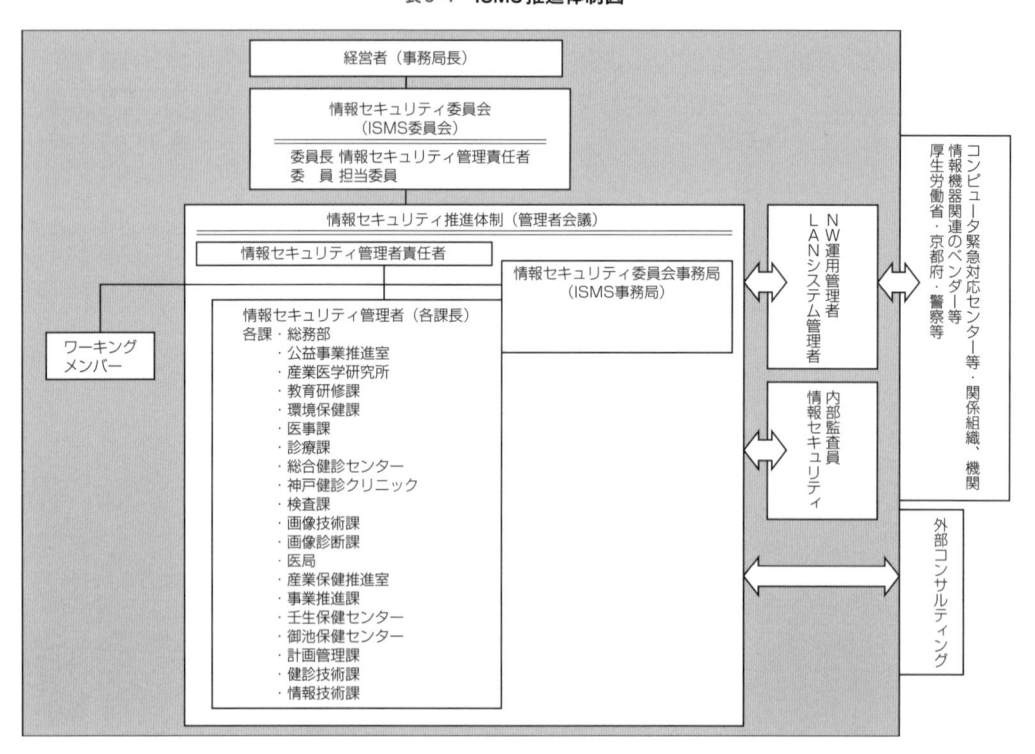

表5-4　ISMS推進体制図

ISMS導入の際には、以下のように工夫した。

①情報漏洩リスクの分析
リスクの大きさを「情報の資産価値」「脅威」「脆弱性」の大きさからスコアリング法により評価したり、業務プロセスのリスク分析を行った。

②管理策の選択
複数のリスク対策（組織的な管理策、人的な管理策、物理的な管理策、技術的な管理策）を選択した。

③残留リスクの評価
対策後のリスクのレベル評価を行い、経営者が承認した。

④リスク対応計画の作成と実行
リスク対応について計画化、実行した。

ISMSを運用する際には以下のように工夫した。

①情報セキュリティ11か条の作成（表5-5）

表5-5　情報セキュリティ11か条

第1条	職員証の携行について
第2条	情報（顧客）の取り扱いについて
第3条	入退室の管理について
第4条	クリアデスク・クリアスクリーンについて
第5条	パソコン等の取り扱いについて
第6条	セキュリティホール対策について
第7条	電子メール利用について
第8条	パスワードの管理について
第9条	お客様情報の廃棄等について
第10条	法令・当会規定類の遵守について
第11条	セキュリティ事故、異常時の対応について

②情報セキュリティチェックによる確認
情報セキュリティチェック表（図5-8）を作成し、月1回の確認を行っている。

工保ISMS 04-02-01-01-1.0 2005.7.1	情報セキュリティチェック表	1/1

【チェック欄】

1．職員等証等の携行表示　　良　否

1）派遣社員、業務委託職員等も含め職員証等を携行表示されているか？　☑ □

2）職員等証、ビジターバッチを付けていない人には必ず声をかけているか？　☑ □

2．情報資産の書庫等での施錠保管　　良　否

1）業務で使用時以外は書庫等の施錠をしているか？　☑ □

2）ファイル、書類等を机の下、書庫（低）の上に置いたままにしていないか？　☑ □

図5-8　**情報セキュリティチェック表**

③情報ゴミの取り扱い

廃棄手順を定めて情報ゴミ箱を設置したり、情報ゴミを一時的に保管するための部屋を新設した（図5-9）。施設の敷地が限られているなかで、情報ゴミ収納室を新たに設置するのに苦労したが、セキュリティ管理上は必要であると考えた。

情報ゴミ箱

情報ゴミ収納室

収納室内のラック

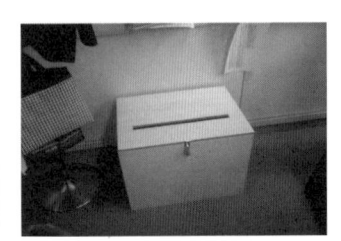

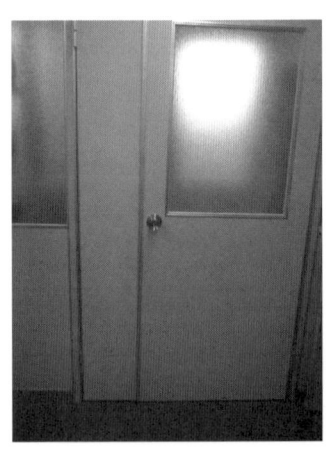

図5-9　**部屋の情報ゴミ箱、情報ゴミ収納室、収納室内のラック**

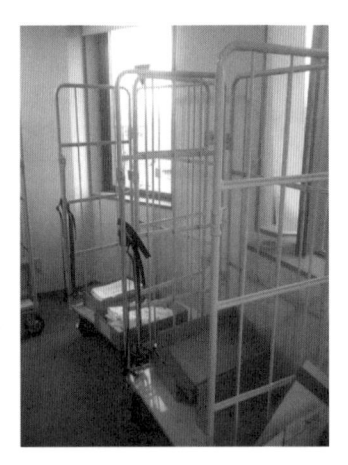

事例④ 京都工場保健会

④保険診療・健診現場でのプライバシー対応

　工夫した例として保険診療がある。保険診療現場はもともとセンシティブな患者情報を扱い、プライバシーに関する法整備がなされる以前から比較的セキュリティ意識が高い部門であった。しかしながら、日本の医療における長年の慣習が支配する部門でもあり、現場にはプライバシー対応が確立しているという思い込みがあった。そうしたなか、ISMSを導入した際に全面的な見直しを行ったところ、さまざまな問題が判明した。詳細については省略するが、声モレ防止（34項目）、のぞき見・うっかり見防止（27項目）、患者（受診者）が他者の目にさらされ防止（3項目）、必要情報選定（2項目）、性差への配慮（2項目）等があった。

⑤職員等のメンタル対策

　情報の漏洩は悪意に基づいて職員が故意に行う場合も少なくない。それを避けるために、職員が組織に不満を持たないようメンタル対策を行っている。

4 認証取得の効果・評価

　当会ではISMS認証取得の更新継続を行っているが、運用を維持し管理することにも多大な労力が必要となる。ISMS導入直後は職員のなかでも大きな軋轢が生じるが、それに慣れてくれば徐々に軋轢は少なくなってくるものである。当会の場合も、運用開始から1年間は職員の間で従来の運用を懐かしむ声や運営の不便さに対する不満の声があった。その後1、2年ほど運用を経験すると、ISMSをベースにした組織運用が当たり前となって、不満の声は飛躍的に減少した。また、新たな業務を開始するにあたり、当初からISMSに則ったスムーズな運用を策定することが可能となった。

　実際の運用を続けていく際に、マニュアル・規程等の文書も重要であるが、それよりも実際の現場がルール通りの運用を行っているかということが最も重要である。現場職員の意識が最大の問題であると再認識した次第である。

　また、個人に責任を持たせるためには組織的対策が必要である。特に情報システム部門だけの問題ではないという認識を徹底させることが肝要である。個々の職員に情報のオーナーであることを認識させる取り組みを継続的に行う必要性を痛感している。

　ちなみに、年間のISO/IEC27001の取り組みに関する概略スケジュールは表5-6の通りである。

表5-6　年間のISO/IEC27001の取り組みに関する概略スケジュール

項目	頻度・時期	備考
サーベイランス	年1回（12月）	ISO審査
マネジメントレビュー	年2回（3・11月）	
法令規制・発行文書見直し	年2回（3・11月）	
事業継続計画の更新	年1回（3月）	最新情報の取り込み
教育計画作成	年1回（3～4月）	
セキュリティ目標設定	年1回（3月）	
リスクアセスメント実施	年1回（3月）	マネジメントレビュー前
情報資産洗い出し・重要資産見直し	年1回（3月）	リスクアセスメント前
職員教育研修（全体）	年1回（8～9月）	
内部監査員研修	年1回（8月）	
教育（管理職・入退職等）	随時	管理職昇進時等
委託先監査	年1回（11月）	検査ラボ等
内部監査	年1回（10～11月）	すべての施設（3～4日間）
技術的コンプライアンス確認	年1回（10月）	
事業継続計画試験	年1回（10月）	机上・模擬・消防訓練等
各種記録簿の確認	年2回（3・11月）	マネジメントレビュー前
ネットワーク等構成管理確認	年1回	利用状況含む
管理図更新・入退出見直し	年1回（10～11月）	施設内等
全体管理運用状況確認	年2回（3・11月）	委員会チェック等
ISMS実施状況報告	毎月	情報セキュリティ管理者
情報セキュリティ管理者会議	毎月	
ISMS委員会	随時	年間（7～8回）
バックアップ	毎日	毎日（差分）、週1（フル）

5　更新審査

　認証取得後、3年間で更新審査をむかえ、審査員に経過を確認してもらったところ、実際に運用を行うと継続的改善が重要であることがわかった。また、何をどのレベルまで対応するべきか、運用で無理をして対応していくというよりも、常に意識向上を保ちながら、業務や社会状況に合わせて段階的にセキュリティ水準を上げることが重要だと実感した。

継続的に確実な運用を行うために、規定や手順書を作成しているが、長年運用するとそうした認識が薄れて、業務のなかで誤解や思い込みによるインシデント事象が発生しがちになる。

そうした事態を避けるために、常にマンネリ化や形骸化が起こらないよう、規定や手順書による業務運用を少しずつ評価しながら改善し、その情報を常に職員レベルまで浸透させたり、職員の意識を高く保つために、毎年新たな教育研修を全職員に実施し、少なくとも1年に一度は情報セキュリティに関する再認識をしてもらうといった機会を設けている。

その他に、実運用のなかで選択した管理策が実際に運用されているか、問題はないか、といった定期的な運用確認(情報セキュリティチェック)を各職場の情報セキュリティ管理者(課長)に実施してもらい、システムの有効性について確認している。

6　ISMS導入による具体的なメリット

ISMS認証取得のメリットは大きく、当会では今後も維持更新をしていく予定である。メリットとして以下のようなことが考えられる。

①ISMS導入にあたって、資産が明確になり整理を行うことができた

例年3月に全体評価を行うことで、資産を逐次把握できるようになった。また、施設内の机上や部屋内が目にみえてきれいに整頓されるようになったのは印象深いものであった。

②運用ルール(規定)が明確になった

部門間で独自に運用していたルールが統一化され、職員間の意思疎通がスムーズになった。組織の肥大化に伴って生じる部門間の対立の原因の1つが消失したことにより、有機的な連携が可能となり、運用が効率化された。例えば、X線フィルムの扱い1つをとっても、部門によって意識が違っていたので、ぞんざいに扱われていたものが統一され、部門間の衝突がなくなった。

③対外的な信頼度が向上した

当会は大手健保組合や企業をはじめ、セキュリティ意識の高い組織との契約も多いが、そうした組織からの信頼が飛躍的に向上した。ISMS認証取得という共通の「言語」を用いることで、お互いの信頼関係が深く醸成されるようになった。

④職員のセキュリティ意識が向上した

継続的な研修・教育を行っていくこと、より業務に近い者が責任者になることにより、職員のルールを守る意識が向上した。また、日常的に問題点に気づいて対策案をだすことで個人の能力のスキルアップが達成された。

⑤事業継続の対策がなされた

災害やパンデミック等の不測の事態に対して、事業継続計画の策定がなされた。ISO/IEC27001で要求されている事項ではあるが、今回の導入により対策が作成されたのは付随的な効果と考えている。

ちなみに、当会のこれからの課題については以下の通りである。

①内部監査員のレベルアップ

外部監査により、一層近づけるよう努力中である。内部監査員の審査レベルの格差が若干あるので、レベルの統一化を図っている。

②全体研修(教育)のマンネリ化への対応

導入当初は新たな知見の提供が可能であり、職員の学ぶ意識も高かったが、新鮮な内容の研修を実施しないと、職員の興味が失せ、研修効果が半減してくる。

7 まとめ

最初は業務の見直し・改善等の労力は多いが、ISMS導入により組織の一体感が生じ、部門間の運用はスムーズなものになる。また、企業を中心とした顧客ニーズは大きく、ISMS認証取得により顧客及びステークホルダーの信頼性は大きく向上し、事業の運用にあたっての費用対効果も高いと判断している。対外的な評価は当会にとって認証継続の強い動機の1つではあるが、組織としてマネジメントする際に、共通の理念・価値観・運用ルールを構築する意味でもISMS導入のメリットはあると考えている。

巻末資料

第2章 資料1

セキュリティ基本方針

(1) ISO/IEC27002より

5.1 情報セキュリティ基本方針

目的:情報セキュリティのための経営陣の方向性及び支持を,事業上の要求事項,関連する法令及び規則に従って規定するため。

経営陣は,組織全体にわたる情報セキュリティ基本方針の発行及び維持を通じて,事業目的に沿った明確な情報セキュリティ基本方針の方向性を定め,情報セキュリティに対する支持及び責任を明示することが望ましい。

5.1.1 情報セキュリティ基本方針文書

管理策	情報セキュリティ基本方針文書は,経営陣によって承認され,全従業員及び関連する外部関係者に公表し,通知することが望ましい。
実施の手引	
情報セキュリティ基本方針文書では,経営陣の責任を明記し,情報セキュリティの管理に対する組織の取組み方を示すことが望ましい。この情報セキュリティ基本方針文書には,次の事項に関する記述を含むことが望ましい。	
a) 情報セキュリティの定義,その目的及び適用範囲,並びに情報共有を可能にする基盤としてのセキュリティの重要性(0.2参照)	
b) 事業戦略及び事業目的に沿った情報セキュリティの目標及び原則を支持する経営陣の意向の記述	
c) リスクアセスメント及びリスクマネジメントの構造を含む,管理目的及び管理策を設定するための枠組み	
d) 組織にとって特に重要な,セキュリティの個別方針,原則,標準類及び順守の要求事項の簡潔な説明。これらには,次のようなものがある。 1) 法令,規則及び契約上の要求事項の順守 2) セキュリティ教育,訓練及び意識向上に関する要求事項 3) 事業継続管理 4) 情報セキュリティ基本方針違反に対する処置	
e) 情報セキュリティインシデントを報告することも含め,情報セキュリティマネジメントに関する一般的な責任及び特定の責任の定義	
f) 情報セキュリティ基本方針を支持する文書(例えば,特定の情報システムのためのより詳細なセキュリティ方針及び手順,又は利用者が順守することが望ましいセキュリティ規則)への参照	
この情報セキュリティ基本方針は,想定する読者にとって,適切で,利用可能で,かつ,理解しやすい形で,組織全体にわたって利用者に知らせることが望ましい。	

関連情報	情報セキュリティ基本方針は，方針文書全体の一部であるかもしれない。情報セキュリティ基本方針を組織外部に配付する場合には，取扱いに慎重を要する情報が露見しないように注意することが望ましい（JIS Q 13335-1：2006参照）。

（2）ISO27799より：対訳

7.2　Information security policy	情報セキュリティ基本方針
7.2.1　Information security policy document	情報セキュリティ基本方針文書
Control	管理策
Organizations processing health information, including personal health information, **shall** have a written information security policy that is approved by management, published, and communicated to all employees and relevant external parties.	個人健康情報を含む健康情報を処理する組織は、明文化された情報セキュリティ方針を持ち、経営者に認可され、公表され、全ての職員、そして、適切な外部組織に伝達されなければならない
Implementation Guidance	実装の手引
In addition to following the guidance given by ISO/IEC 27002 on what an information security policy should contain, this policy should contain statements on:	情報セキュリティ方針が含むべきであるもの上のISO/IEC 27002によって与えられたガイダンスに従うことに加えて、この方針は、声明に以下を含むべきである
a) the need for health information security;	a) 健康情報セキュリティの必要性；
b) the goals of health information security;	b) 健康情報セキュリティの目標；
c) compliance scope, as described in section 6.4.1.6;	c) 6.4.1.6節において示された適用範囲；
d) legislative, regulatory, and contractual requirements, including those for the protection of personal health information and the legal and ethical responsibilities of health professionals to protect this information ; and	d) 個人健康情報の保護のため、及び、この情報を保護する保健医療専門家の法的且つ倫理的な責任を含む、法律上、規約上、そして、契約上の要件
e) arrangements for notification of information security incidents, including a channel for raising concerns regarding confidentially, without fear of blame or recrimination.	e) 機密に考慮する関心を生じさせるためにチャネルを含む　情報セキュリティ事件の通知のための取り決め、非難や責めに対する恐れなしに
Ideally, the revision of the policy's contents will be driven by the findings of the organization's risk assessment, although the policy itself need only set direction, state principles and point to other documents where the (more often changing) specifics are to be found	理想的には、方針の内容の改訂は組織のリスクアセスメントによる発見が引き金となり、一方、方針自身は方向を指し示し、原則を述べ、方針の他の（よりしばしば変更がある）詳細規程を指し示すべきである

In creating the information security policy document, health organizations will need to specifically consider the following factors, which are unique to the health sector:	情報セキュリティ・ポリシー文書作成において、健康組織は、特に以下の要素を考慮する必要がある。それは健康分野独特である：
f) the breadth of health information;	f) 保健医療情報の広がり（幅広さ）；
g) the rights and ethical responsibilities of staff, as agreed in law, and as accepted by members of professional bodies;	g) 法において認められ、そして、専門組織のメンバーが容認している、権限及び倫理上の責任；
h) the rights of subjects of care, where applicable, to privacy and to access to their records;	h) 患者の権利、プライバシー、そして正しい患者の記録へのアクセス；
i) the obligations of clinicians in respect of obtaining patient consent and of maintaining patient confidentiality of personal health information;	i) 患者の同意を獲得し、個人健康情報の患者機密を維持することに関する臨床医の義務；
j) the legitimate needs of clinicians and health organizations to be able to overcome normal security protocols when healthcare priorities, often linked to the incapacity of certain subjects of care to express their preferences, necessitate such overrides; also the procedures to be employed to achieve this;	j) 通常のセキュリティ規約に打ち勝つことができる、臨床医と医療機関の法的に正当なニーズ。医療上の優先事項は、しばしば特定の患者の無能力性と結び付いて、それらの実行とそのような優先権を患者に説明するため；また、これを達成するために使用される手続き；
k) the obligations of the respective health organizations, and of subjects of care, where health care is delivered on a 'shared care' or 'extended care' basis;	k) '共同治療'または'拡大治療'の基礎の上に提供される医療に関する、それぞれの医療機関、そして患者の義務；
l) the protocols and procedures to be applied to the sharing of information for the purposes of research and clinical trials;	l) 研究と臨床試験の目的のための情報共有に適用される試験計画と手順；
m) the arrangements for, and authority limits of, temporary staff, such as locums, students and "on call" staff;	m) 代務医、学生、及び不定期スタッフなどの臨時スタッフの権限限界の取り決め
n) the arrangements for, and limitations placed upon, access to person health information by volunteers and support staff such as clergy and charity personnel.	n) ボランティアと牧師と慈善活動人員などのサポートスタッフによる個人健康情報のアクセスの制限の取り決め
Many health organizations have found it advantageous to make the policy document available to staff electronically via an information security area on the health organization's intranet.	多くの医療機関が、その医療機関のイントラネット上の情報セキュリティ区画を経由して、電子方針文書を職員に活用させることが有利であると理解するに至った

Where the health organization obtains support from third-party organizations or collaborates with third parties, and especially where it receives services from other jurisdictions, the policy framework should include documented policy, controls and procedures that cover such interactions and that specify the responsibilities of all parties. In cases where personal data is crossing national of jurisdictional boundaries, the provisions of ISO22857 should be applied.	医療機関がサポートを第三者機関から得るか、または、第三者と協力する場合は、特に、その組織が他の管轄区からサービスを受け取る場合は、セキュリティ方針枠組みは、そのような連携をカバーする、すべての組織の責任を特定する文書化された方針、管理策及び手続を含むべきである。その場合はISO22857※の規定が適用されるべきである

※ISO22857：2004：Health informatics -- Guidelines on data protection to facilitate trans-border flows of personal health information　保健医療にかかる個人情報を国際間で交換する際の個人情報保護のガイドライン

第2章　資料2

ISO27799におけるISO/IEC27002への追加管理策（アミカケ部分はISO27799でShallを要求）

項番	追加管理策
7.2	情報セキュリティ基本方針
7.2.1	情報セキュリティ基本方針文書
7.2.2	情報セキュリティ基本方針文書のレビュー
7.3	情報セキュリティの組織化
7.3.1	一般
7.3.2	内部組織
7.3.2.1	情報セキュリティに対する経営陣の責任、情報セキュリティの調整及び情報セキュリティ責任の割当て
7.3.2.2	情報処理設備の認可プロセス
7.3.2.3	機密保持契約
7.3.2.4	関係当局との連絡、専門組織との連絡及び情報セキュリティの独立したレビュー
7.3.3	第三者
7.3.3.1	外部組織に関係したリスクの識別
7.3.3.2	顧客対応におけるセキュリティ
7.3.3.3	第三者との契約におけるセキュリティ
7.4	資産管理
7.4..1	保健医療情報資産に対する責任
7.4.2	保健医療情報の分類
7.4.2.1	分類の指針
7.4.2.2	情報のラベル付け及び取扱い
7.5	人的資源のセキュリティ
7.5.1	雇用前
7.5.1.1	役割及び責任
7.5.1.2	選考
7.5.1.3	雇用条件
7.5.2	雇用期間中
7.5.2.1	経営陣の責任
7.5.2.2	情報セキュリティの意識向上、教育及び訓練
7.5.2.3	懲戒手続
7.5.3	雇用の終了又は変更
7.5.3.1	雇用の終了又は変更に関する責任と資産の返却

7.5.3.2	アクセス権の削除	
7.6	物理的及び環境的セキュリティ	
7.6.1	セキュリティを保つべき領域	
7.6.1.1	物理的セキュリティ境界	
7.6.1.2	物理的入退管理策、オフィス, 部屋及び施設のセキュリティ、外部や環境の脅威からの保護、及び外部や環境の脅威からの保護	
7.6.1.3	一般の人の立寄り場所及び受渡場所	
7.6.2	装置のセキュリティ	
7.6.2.1	装置の設置及び保護	
7.6.2.2	サポートユーティリティ、ケーブル配線のセキュリティ及び装置の保守	
7.6.2.3	構外にある装置のセキュリティ	
7.6.2.4	装置の安全な処分又は再利用	
7.6.2.5	資産の移動	
7.7	通信及び運用管理	
7.7.1	運用の手順及び責任	
7.7.1.1	操作手順書	
7.7.1.2	変更管理	
7.7.1.3	職務の分割	
7.7.1.4	開発施設、試験施設及び運用施設の分離	
7.7.3	第三者が提供するサービスの管理	
7.7.3	システムの計画作成及び受入れ	
7.7.3.1	容量・能力の管理	
7.7.3.2	システムの受入れ	
7.7.4	悪意のあるコード及びモバイルコードからの保護	
7.7.4.1	悪意あるコードに対する管理策	
7.7.4.2	モバイルコードに対する管理策	
7.7.5	保健医療情報バックアップ	
7.7.6	ネットワークセキュリティ管理	
7.7.6.1	ネットワーク管理策	
7.7.6.2	ネットワークサービスのセキュリティ	
7.7.7	媒体の取扱い	
7.7.7.1	取外し可能なコンピュータ媒体の管理	
7.7.7.2	媒体の処分	
7.7.7.3	情報の取扱手順	
7.7.7.4	システム文書のセキュリティ	
7.7.8	情報の交換	
7.7.8.1	保健医療情報交換の方針と手順及び情報交換に関する合意	
7.7.8.2	配送中の物理的媒体	
7.7.8.3	電子的メッセージ通信	
7.7.8.4	保健医療情報システム	
7.7.9	電子保健医療情報サービス	
7.7.9.1	電子商取引及びオンライン取引	
7.7.9.2.	公開保健医療情報	
7.7.10	監視	
7.7.10.1	一般	
7.7.10.2	監査ログ	
7.7.10.3	システム使用状況の監視	
7.7.10.4	ログ情報の保護	
7.7.10.5	実務管理者及び運用担当者の作業ログ	
7.7.10.6	障害のログ取得	
7.7.10.7	クロックの同期	
7.8	アクセス制御	

7.8.1		アクセス制御に対する保健医療上の要求事項
7.8.1.1		一般
7.8.1.2		アクセス制御方針
7.8.2		利用者アクセスの管理
7.8.2.1		利用者登録
7.8.2.2		特権管理
7.8.2.3		利用者パスワードの管理
7.8.2.4		利用者アクセス権のレビュー
7.8.3		利用者の責任
		（パスワードの利用）
		（無人状態にある利用者装置）
		（クリアデイスク・クリアスクリーン方針）
7.8.4		ネットワークのアクセス制御及びオペレーティングシステムのアクセス制御
7.8.5		業務用ソフトウェア及び情報のアクセス制御
7.8.5.1		情報へのアクセス制限
7.8.5.2		取扱いに慎重を要するシステムの隔離
7.8.6		モバイルコンピューティング及びテレワーキング
7.8.6.1		モバイルのコンピューティング及び通信
7.8.6.2		テレワーキング
7.9		情報システムの取得，開発及び保守
7.9.1		情報システムのセキュリティ要求事項
7.9.2		業務用ソフトウェアでの正確な処理
7.9.2.2		入力データの妥当性確認
7.9.2.3		内部処理の管理
7.9.2.4		メッセージ完全性
7.9.2.5		出力データの妥当性確認
7.9.3		暗号による管理策
7.9.3.1		暗号による管理策の利用方針及びかぎ（鍵）管理
7.9.3.2		かぎ（鍵）管理
7.9.4		システムファイルのセキュリティ
7.9.4.1		運用ソフトウェアの管理
7.9.4.2		システム試験データの保護
7.9.4.3		プログラムソースコードへのアクセス制御
7.9.5		開発とサポートプロセスにおけるセキュリティ及び技術的ぜい弱性管理
7.10.		情報セキュリティインシデント管理
7.10.1		情報セキュリティ弱点の報告
7.10.2		インシデントの管理及びその改善
7.10.2.1		責任及び手順
7.10.2.2		インシデントからの学習
7.10.2.3		証拠の収集
7.11		事業継続管理における情報セキュリティの側面
7.12		順守
7.12.2		法的要求事項の順守
7.12.2.1		適用法令の識別，知的財産権（IPR）及び組織の記録の保護
7.12.2.2		個人データ及び個人情報の保護
7.12.2.3		情報処理施設の誤用防止及び暗号化機能に対する規則
7.12.3		セキュリティ方針及び標準の順守，並びに技術的順守
7.12.4		保健医療環境における情報システムの監査に対する考慮事項

第4章 資料3

ISO27799　Annex A　健康情報セキュリティへの脅威

Threats to health information security（informative）

健康情報セキュリティへの脅威（参考）：項目のみ

	Threats to the confidentiality, integrity and availability of health information assets include all of the following	健康情報資産の機密性、完全性、及び可用性への脅威は以下のすべてを含む
1.	Masquerade by insiders（including masquerade by health professionals and support staff）	内部関係者による成りすまし（医療専門家と補助スタッフによる成りすましを含む）
2.	Masquerade by service providers（including contracted maintenance personnel such as system software engineers, hardware repair personnel and others who may have a pro forma legitimate reason to access systems and data）	業務プロバイダによる成りすまし（システムソフトウェア技術者、ハードウェア修理担当者、及び、その他システムとデータにアクセスする専門的・合法的な理由のある職員の契約保守要員を含む）
3.	Masquerade by outsiders（including hackers）	部外者による成りすまし（ハッカーを含む）
4.	Unauthorized use of health information application	健康情報業務プログラムの不正使用
5.	Introduction of damaging or disruptive software（including viruses, worms, and other "malware"）．	有害・破壊的なソフトウェア（ウイルス、ワーム、及び他の「マルウェア」を含む）の導入
6.	Misuse of system resources.	システム・リソースの悪用
7.	Communications infiltration.	ネットワークへの侵入
8.	Communications interception.	通信妨害
9.	Repudiation	否認
10.	Connection failure（including failures of health information networks）	接続障害（健康情報ネットワークの障害を含む）
11.	Embedding of malicious code.	悪意のコードの埋め込み
12.	Accidental misrouting	偶然の配線ミス
13.	Technical failure of the host, storage facility, or network infrastructure	ホスト、貯蔵施設、またはネットワーク基盤の技術的障害
14.	Environmental support failure（including power failures and disruptions of service from natural or man-made disasters）	動作環境の供給停止（自然災害または人為的災害からの停電と業務混乱を含む）
15.	System or network software failure	システムまたはネットワークソフトウェア障害

16.	Application software failure (e.g., of a health information application)	アプリケーション・ソフト障害（例えば健康情報アプリケーションの障害）
17.	Operations error	操作エラー
18.	Maintenance error	保守エラー
19.	User error	ユーザエラー
20.	Staff shortage.	スタッフ不足
21.	Theft by insiders (including theft of equipment or data)	内部関係者による窃盗（機器またはデータの窃盗を含む）
22.	Theft by outsiders (including theft of equipment or data)	部外者による窃盗（機器またはデータの窃盗を含む）
23.	Wilful damage by insiders	内部関係者による故意の損害
24.	Wilful damage by outsiders	部外者による故意の損害
25.	Terrorism.	テロ

第5章事例①　資料4

放射線医学総合研究所 重粒子医科学センター病院の監査計画書

1．監査計画期間

2009（平成21）年12月～2010（平成22）年2月

2．監査テーマ・目的

(1) 各部門が情報セキュリティー実施手順書（管理者編・利用者編）に従った運用がなされていること、昨年度の「指摘事項」への各部門からの報告「指摘事項改善状況」が間違いなく行われていること、特に手順通り業務が実施されているかどうか監査する。

(2) 当該部門で、すべての個人情報（職員の個人情報を除く）が特定されており、台帳として管理されていることを確認する。

(3) すべての部門のフローチャートによるリスク分析を完了していることを前提に監査を実施する。なお、自主的に詳細リスク分析を行っている部門（事務課、放射線技師室、医療情報課を予定）は、それも含めて監査を行う。

３．監査対象

（１）重粒子医科学センター、分子イメージングセンターおよび被曝医療部において、個人情報を扱う部門を対象とする。

（２）電子カルテ・PACS等、機微の個人情報を取り扱う部門については、特に重視して監査を実施する。

４．監査範囲

（１）昨年の監査範囲と同様に、分子イメージングセンターも監査対象範囲とするが、機微な個人情報を取り扱いが多い病院業務における個人情報の取り扱いを重視して監査を行う。

（２）また、最近の情報漏えい事故の状況に鑑みて、個人情報の取り扱いの外部委託及び、デジタルデータの個人情報の持ち出し持ち込みに関する監査を強化する。

５．監査手続き

（１）予備調査

2009（平成21）年12月中に、自部門のチェックをチェックリストによって実施する。チェックリストについては、部門別に不要な項目の削減を行い、最適化を図る。

（２）本調査

各部門の実務管理者（２～３人）へのヒアリング、現地調査、関係文書や記録の閲覧・照合等を、外部の専門的監査要員に委託して実施する。

各部門、「監査実施単位」１時間程度を限度とする。ただし、必要に応じ、監査時間の１時間の外で、現場の視察を行う場合がある。機密上、どうしても不可のところは、その旨、監査報告書に記録する。

６．監査実施部門と監査スケジュール

①チェックリストは、「チェックリストの作成部門」の全部門で2009（平成21）年12月末までに各部門で記入し、自己監査とする。

②監査実施日程は、原則 2010（平成22）年２月の連続する３日間とする。

③医療情報課は、チェックリスト作成部門のうちから、監査実施単位ごとに監査を実施する部門を最大２部門選定する。選定されなかった部門は、翌年実施とする。

③監査体制は、ISMSの主任審査員および、医療情報に熟達した技術者が各１名、計２名で行うことを原則とする。現場の都合等により予定の３日間に行えない場合、１名で行う場合がある。

放射線医学総合研究所 重粒子医科学センター病院　監査実施部門一覧表

部門責任者	チェックリスト作成部門		監査実施単位
事務課長	病院事務課		1
栄養士	栄養係		2
	歯科		
課長	医療情報課（情報業務室）		3
総看護師長	看護課：入院	4F	4
		5F	
	看護課：外来	外来	4
		2F	
	PET		
技師長	臨床検査科		5
薬局長	薬剤室		6
技師室長	一般撮影・受付		7
	CT＋MR		
	光子線治療（リニアック）		
	核医学（RI）検査		
	重粒子線治療（技師）		
診断課長	放射線診断　読影　CT/MR(医師)		8
診断室長	放射線診断　核医学・PET（医師）		9
治療課長	治療課(医師)		10
物理室長	物理工学部		11
治療計画室技師	治療計画室（AEC）		
室長	被ばく医療部		12
運営企画室長	運営企画室		13
分子イメージング研究センターチームリーダ	①分子病態イメージング研究グループ		14
	②分子認識研究グループ		
	③分子神経イメージング研究グループ		
	④分子イメージング計測グループ		
	⑤運営企画室・運営推進室		
	計		14部門

参考文献・参考ホームページ

第1章〜第4章

e-Japan政策
　　高度情報通信ネットワーク社会推進戦略本部（IT戦略本部）
　　http://www.kantei.go.jp/jp/singi/it2/

OECD（経済協力開発機構）8原則
　　外務省仮訳　http://www.mofa.go.jp/mofaj/gaiko/oecd/privacy.html
　　原文　http://www1.oecd.org/publications/e-book/9302011E.pdf）

米国の保健医療分野個人情報保護法（HIPAA）
　　http://www.cms.gov/HIPAAGenInfo/
　　45 CFR Parts 160 and 162
　　Health Insurance Reform：Standards for ElectronICTransactions;
　　Announcement of Designated Standard Maintenance Organizations;
　　Final Rule and Notice

個人情報保護法：現在の担当は消費者庁
　　国民生活審議会 個人情報保護部会で検討
　　http://www.caa.go.jp/seikatsu/shingikai/kojin/21th/21bukai-index.html
　　JIS Q 15001：個人情報保護マネジメントシステム――要求事項

厚生労働省：厚生労働分野における個人情報の適切な取扱いのためのガイドライン等
　　http://www.mhlw.go.jp/topics/bukyoku/seisaku/kojin/

医療機関等における個人情報保護のあり方に関する検討会（医政局の検討会）
　　医療・介護関係事業者における個人情報の適切な取扱いのためのガイドライン
　　http://www.mhlw.go.jp/topics/bukyoku/seisaku/kojin/dl/iryoukikan-kaisei.pdf

医療情報ネットワーク基盤検討会（医政局の検討会）
　　http://www.mhlw.go.jp/shingi/2010/02/s0201-3.html
　　医療情報システムの安全管理に関するガイドライン第4.1版（平成22年2月）
　　http://www.mhlw.go.jp/shingi/2010/02/s0202-4.html
　　医療情報システムの安全管理に関するガイドライン第4.1版に関するQ&A
　　http://www.mhlw.go.jp/shingi/2010/02/s0201-3.html

厚生労働科学研究に関する指針
　　http://www.mhlw.go.jp/general/seido/kousei/i-kenkyu/index.html
　　a.ヒトゲノム・遺伝子解析研究に関する倫理指針
　　b.疫学研究に関する倫理指針
　　c.遺伝子治療臨床研究に関する指針
　　d.臨床研究に関する倫理指針
　　e.手術等で摘出されたヒト組織を用いた研究開発の在り方
　　f.ヒト幹細胞を用いる臨床研究に関する指針
　　g.厚生労働省の所管する実施機関における動物実験等の実施に関する基本指針

業界団体のガイドライン
　　社団法人日本医師会　冊子「医療機関における個人情報の保護」

(社) 全国労働衛生団体連合会平成20年2月29日制定
http://www.zeneiren.or.jp/pdf/3-24.pdf
特定健診・特定保健指導の実施に係る個人情報保護ガイドライン

保健医療分野の個人情報保護法関連の規格・書籍
  人体の個人情報　日本評論社（宇都木伸・菅野純夫・米本昌平編）
  生命倫理と法　弘文堂（樋口範雄・土屋裕子編）
  医療の個人情報保護とセキュリティ　有斐閣（開原成允・樋口範雄編）
  第3章：米国における医療情報保護──HIPPA法と日本への示唆
  医療・介護：個人情報の保護と活用の手引き　法研（喜多紘一監修、森口修逸他著）
  産業保健版：個人情報の保護と活用の手引き　法研（産業医科大学産業生態科学研究所編、東敏明・堀江正知・織田進・森口修逸他著）
  保健医療分野のプライバシーマーク認定指針（第2.1版）　発行：財団法人医療情報システム開発センター

情報セキュリティ関連のOECD（経済協力開発機構）の9原則
  http://www.oecd.org/dataoecd/24/57/2496199.pdf

情報セキュリティマネジメントシステム（ISMS）関連
  ISMS適合評価制度（財団法人日本情報処理開発協会：JIPDEC）
  http://www.isms.jipdec.jp/isms.html
  ISO/IEC27001：2005（JIS Q 27001）：情報セキュリティマネジメントシステムの要求事項
  ISO/IEC27002：2005（JIS Q 27002）：情報セキュリティマネジメントの実践のための規範
  ISO/IEC13335-1：2004（JIS Q 13335-1）：情報通信技術セキュリティマネジメント　第1部：情報通信技術セキュリティマネジメントの概念モデル
  ISO27799：2008：健康情報システム──健康におけるセキュリティマネジメント
  ISO/IEC27005：2008：情報セキュリティリスクマネジメント
  ISO19011：2003：品質及び／または環境マネジメントシステム監査の為の指針

情報サービスマネジメントシステム（ITSMS）関連
  ISO/IEC20000-1：2005（JIS Q 2001）：サービスマネジメント──第1部：仕様
  ISO/IEC20000-2：2005（JIS Q 27002）：サービスマネジメント──実践のための規範

情報セキュリティ認証関連
  JISEC（Japan Information Technology Security Evaluation and Certification Scheme）制度
  http://www.ipa.go.jp/security/certification/index.htm

第5章事例②

医療情報システムの安全管理に関するガイドライン第4.1版、厚生労働省、2010年

保健医療福祉分野のプライバシーマーク認定指針第2版、財団法人医療情報システム開発センター、2008年

ジョセフ・ウッドマン：メディカルツーリズム　国境を超える患者たち、医薬経済社、

2008年

中央青山監査法人：情報セキュリティマネジメント、中央経済社、2006年

桑原博道：医療現場の個人情報保護、セルバ出版、2006年

堀部政男（監修）、鈴木 正朝他：JIS Q 15001:2006　個人情報保護マネジメントシステム要求事項の解説、財団法人日本規格協会、2006年

JIS Q15001:2006をベースにした個人情報マネジメントシステム実施のためのガイドライン第1版、財団法人日本情報処理開発協会プライバシーマーク推進センター、2006年

牧野二郎：実践的コンプライアンス・プログラムの作成と運用、毎日コミュニケーションズ、2005年

浜辺陽一郎：コンプライアンスの考え方、中公新書、2005年

医療・介護関係事業者における個人情報の適切な取扱いのためのガイドライン、厚生労働省、2004年

北岡弘章：個人情報保護と対策　改訂版、日経BP社、2004年

ヘンリー・ミンツバーグ他：戦略サファリ、東洋経済新報社、1999年

編著者

紀ノ定　保臣（きのさだ・やすとみ）
岐阜大学大学院医学系研究科　医療情報学分野　教授

1983年、東海大学大学院工学研究科修了。1983年4月より東海大学医学部ME学教室助手、1989年2月より三重大学医学部放射線医学講座助手、1996年9月より京都府立医科大学放射線医学教室講師、1999年10月より岐阜大学医学部教授、2004年4月より岐阜大学大学院医学系研究科医療情報学分野教授、2007年4月より岐阜大学大学院連合創薬医療情報研究科教授（併任）。医学博士、工学博士。専門分野は生体医工学、画像情報学、医療情報学。岐阜県医師会勤務医部会IT委員会委員長、全国健康保険協会岐阜支部評議会議長等を兼務。

著　者

森口　修逸（もりぐち・しゅういち）
（第1章、第2章、第3章、第4章）
株式会社エム・ピー・オー　代表取締役

1973年、滋賀大学経済学部卒業。日立製作所中部支店入社。トヨタ記念病院納で日本初の臨床検査自動ラインシステム等、医療情報分野の市場開拓と受注開発を担当後、本社に転属。1990年以降、ネットワークSI会社・オフイス機器会社で、エーザイの営業ネットワーク構築や医用画像電子保存の市場開拓、職域地域健康管理システムの実証実験等を主導し、2002年より現職。保健医療分野の個人情報保護と情報セキュリティのコンサルテーション実績多数。特種情報処理技術者、ISMS主任審査員。

安藤　裕（あんどう・ゆたか）
（第5章 事例①）
**独立行政法人放射線医学総合研究所　重粒子医科学センター病院
病院長、医療情報課課長**

1976年、慶應義塾大学医学部卒業。慶應義塾大学病院訓練医（放射線科）、国立東京第二病院放射線科医員、都立広尾病院診療放射線科医師、慶應義塾大学医学部専任講師、慶應義塾大学病院放射線科診療副部長、同大学医学部助教授を経て、2004年より放射線医学総合研究所重粒子医科学センター医療情報室室長。2010年より現職。主な研究テーマは、医療情報システム、情報システムのセキュリティ管理など。

森口　博基 (もりぐち・ひろき)
(第5章 事例②)
徳島大学大学院ヘルスバイオサイエンス研究部　医療情報学講座
教授
1951年、高知県出身。1973年、九州大学理学部卒業。1981年、徳島大学医学部卒業後、同第三内科入局。呼吸器の研究に従事し、国立病院などを経て、高知県保健所所長、情報化担当副参事などを歴任。2001年、徳島大学医学部教授、医療情報部長。2008年より現職。医学博士、Pマーク個人情報保護管理者、徳島大学病院情報センタースーパーバイザー、徳島大学情報化推進センター副センター長。医学博士。

笠原　典彦 (かさはら・のりひこ)
(第5章 事例③)
財団法人芙蓉協会　法人本部事務局事業企画室課長
1966年、静岡県出身。1988年、岐阜医療技術短期大学卒業。1990年、社会福祉法人聖隷福祉事業団に診療放射線技師として入職。2000年、芙蓉協会聖隷沼津病院放射線課技師長、2003年、芙蓉協会聖隷沼津健康診断センター放射線課技師長、2005年、芙蓉協会聖隷沼津病院兼聖隷沼津健康診断センター放射線課技師長。2009年から現職。

高田　明浩 (たかだ・あきひろ)
(第5章 事例④)
財団法人京都工場保健会　技術部医療部長
1993年、京都府立医科大学卒業。同大学放射線医学教室入局。同大学大学院にて医療画像ネットワーク、遠隔医療の研究に従事。1997年、同大学院修了。京都府立医科大学大学院医学研究科放射線診断治療学講師、京都府立医科大学附属病院放射線部副部長、医療情報部(兼任)を経て、2005年、京都工場保健会に入職。技術部医療部長となり、現在に至る。医学博士、放射線診断専門医。

『医療経営士テキストシリーズ』　総監修

川渕　孝一 (かわぶち・こういち)
1959年生まれ。1983年、一橋大学商学部卒業後、民間病院を経て、1986年、シカゴ大学経営大学院でMBA取得。国立医療・病院管理研究所、国立社会保障・人口問題研究所勤務、日本福祉大学経済学部教授、日医総研主席研究員、経済産業研究所ファカルティ・フェローなどを経て、現在、東京医科歯科大学大学院教授。主な研究テーマは医療経営、医療経済、医療政策など。『第五次医療法改正のポイントと対応戦略60』『病院の品格』(いずれも日本医療企画)、『医療再生は可能か』(筑摩書房)、『医療改革〜痛みを感じない制度設計を〜』(東洋経済新報社)など著書多数。

REPORT

医療経営士●上級テキスト7
医療情報セキュリティマネジメントシステム(ISMS)

2010年9月10日　初版第1刷発行

編　　著　紀ノ定　保臣
発　行　人　林　　　諄
発　行　所　株式会社 日本医療企画
　　　　　　〒101-0033　東京都千代田区神田岩本町4-14　神田平成ビル
　　　　　　TEL 03-3256-2861(代)　　http://www.jmp.co.jp
　　　　　　「医療経営士」専用ページ　http://www.jmp.co.jp/mm/
印　刷　所　図書印刷 株式会社

ⒸYASUTOMI KINOSADA 2010, Printed in Japan
ISBN978-4-89041-934-0 C3034　　　　定価は表紙に表示しています
本書の全部または一部の複写・複製・転訳載等の一切を禁じます。これらの許諾については小社までご照会ください。

『医療経営士テキストシリーズ』全40巻

■ 初 級・全8巻
（1）医療経営史──医療の起源から巨大病院の出現まで
（2）日本の医療行政と地域医療──政策、制度の歴史と基礎知識
（3）日本の医療関連法規──その歴史と基礎知識
（4）病院の仕組み／各種団体、学会の成り立ち──内部構造と外部環境の基礎知識
（5）診療科目の歴史と医療技術の進歩──医療の細分化による専門医の誕生
（6）日本の医療関連サービス──病院を取り巻く医療産業の状況
（7）患者と医療サービス──患者視点の医療とは
（8）生命倫理／医療倫理──医療人としての基礎知識

■ 中 級［一般講座］・全10巻
（1）医療経営概論──病院経営に必要な基本要素とは
（2）経営理念・ビジョン／経営戦略──経営戦略実行のための基本知識
（3）医療マーケティングと地域医療──患者を顧客としてとらえられるか
（4）医療ITシステム──診療・経営のための情報活用戦略と実践事例
（5）組織管理／組織改革──改革こそが経営だ！
（6）人的資源管理──ヒトは経営の根幹
（7）事務管理／物品管理──コスト意識を持っているか？
（8）財務会計／資金調達（1）財務会計
（9）財務会計／資金調達（2）資金調達
（10）医療法務／医療の安全管理──訴訟になる前に知っておくべきこと

■ 中 級［専門講座］・全9巻
（1）診療報酬制度と請求事務──医療収益の実際
（2）広報・広告／ブランディング──集患力をアップさせるために
（3）部門別管理──目標管理制度の導入と実践
（4）医療・介護の連携──これからの病院経営のスタイルは複合型
（5）経営手法の進化と多様化──課題・問題解決力を身につけよう
（6）創造するリーダーシップとチーム医療
（7）業務改革──病院活性化のための効果的手法
（8）チーム力と現場力──"病院風土"をいかに変えるか
（9）医療サービスの多様化と実践──患者は何を求めているのか

■ 上 級・全13巻
（1）病院経営戦略論──経営手法の多様化と戦略実行にあたって
（2）バランスト・スコアカード（BSC）／SWOT分析
（3）クリニカルパス／地域医療連携
（4）医工連携──最新動向と将来展望
（5）医療ガバナンス──クリニカル・ガバナンスとホスピタル・ガバナンス
（6）医療品質経営──患者中心医療の意義と方法論
（7）医療情報セキュリティマネジメントシステム（ISMS）
（8）医療事故とクライシス・マネジメント
（9）DPCによる戦略的病院経営──急性期病院に求められるDPC活用術
（10）経営形態──その種類と選択術
（11）医療コミュニケーション──医師と患者の信頼関係構築
（12）保険外診療／附帯業務──自由診療と医療関連ビジネス
（13）介護経営──介護事業成功への道しるべ

※タイトル等は一部予告なく変更する可能性がございます。